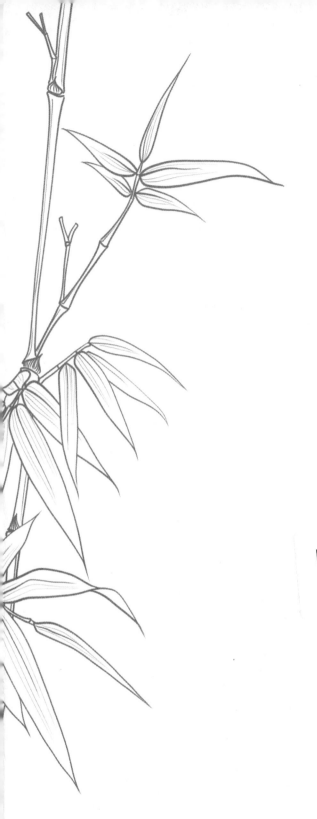

品读本草

林悦理 编著

U0386062

中山大学
SUN YAT-SEN UNIVERSITY PRESS
出版社

· 广州 ·

图书在版编目（CIP）数据

品读本草/林悦理编著. —广州：中山大学出版社，2020.4
ISBN 978 - 7 - 306 - 06845 - 3

Ⅰ. ①品…　Ⅱ. ①林…　Ⅲ. ①本草—普及读物　Ⅳ. ①R281 - 49

中国版本图书馆 CIP 数据核字（2020）第 038062 号

出　版　人：王天琪
策划编辑：徐　劲　鲁佳慧
责任编辑：鲁佳慧
封面设计：刘　犇
插图绘画：朱昌平
责任校对：罗雪梅
责任技编：何雅涛
出版发行：中山大学出版社
电　　话：编辑部 020 - 84111996，84113349，84111997，84110779
　　　　　发行部 020 - 84111998，84111981，84111160
地　　址：广州市新港西路 135 号
邮　　编：510275　　传　　真：020 - 84036565
网　　址：http://www.zsup.com.cn　E-mail：zdcbs@mail.sysu.edu.cn
印　刷　者：佛山市浩文彩色印刷有限公司
规　　格：787mm×1092mm　1/16　6 印张　105 千字
版次印次：2020 年 4 月第 1 版　2020 年 4 月第 1 次印刷
定　　价：38.00 元

● 序 ●

昨天接到林悦理先生的越洋电话，告知《品读本草》一书即将付梓，出版社徐劲总编嘱我写序。两年前，我推荐该书稿至出版社时曾经应许过作序之事，后来因为种种原因，的确把这事给耽搁下来。今遇新型冠状病毒肺炎疫情，防控期间大学尚未开学，因而有暇完成这件美好的事情。

《品读本草》一书的付梓经历了 20 年的时间。本来在 1999 年时悦理先生已将稿件收集整理完毕，书名暂定《情系本草》。不巧人事更替，物转星移，此书一再耽搁。所幸文章千古事，作者文笔之优美流畅，文思之新锐睿智，内容之科学严谨，引用之有据可考，竟然使本书经历得起时间的考验。其间，悦理先生也不断修改、补充，使其日臻完美，值得品而读之。

草木之情实因人之情而发。情寄草木，是作者自幼时对自然的认识、对生命的感悟、对文学艺术的兴趣、对医学知识和实践积累的表达，也是他对亲友挚爱和眷念的寄托。书中选取的植物均是人们熟悉的可作药用的植物，作者以生动的描述，或引经据典，或人物掌故、诗词歌赋，或回首往事，给读者介绍了一株株鲜活的花草佳木。更难能可贵的是，悦理先生以医生和医学教授的学识和经验，深入浅出、生动严谨地向读者普及了医药知识，其中不乏可作日常防病治病、保健食疗补益之用。我相信这本小书的问世，一定会给品读它的人带来惊喜和愉悦，是所谓：开卷有益。

值得一提的是，在出版过程中，中山大学先进技术研究院朱昌平主任闻知此书尚欠部分植物图片，欣然应允为本书绘制素描插图。她花费了许多业余的时间查核植物图片，绘画成图，为本书的图文并茂做出了贡献。

收笔之际，视频传来新型冠状病毒肺炎疫情的简讯，世界卫生组织总干事谭德塞表示，新型冠状病毒肺炎大流行的过去几周来导致全球新增确诊病例呈指数级增长，这场来势凶猛席卷全球的疫灾带给人类很多新的思考，其中，珍惜生命存在的价值和意义永远是人类应该思考的主题。要珍惜生命，就要了解生命、热爱生命，认识疾病、保护生命、增进健康，这一切都离不开阅读，开卷有益便是这个道理。祝诸君平安康健、开卷有益！

王庭槐

2020 年 4 月 1 日

20 世纪初，我的父亲为了求学，离开故乡贫瘠的土地到开埠不久的汕头，就读于礐石中学。因为穷，他只好一边读书，一边到基督教会办的益世医院工作，成了当时的"苦学生"。

当别的学生可以去打球、玩耍的时候，我的父亲必须到医院做诸如查大便和血涂片的工作。那时，蛔虫病、钩虫病、疟疾都十分猖獗，从大便中检查蛔虫卵、钩虫卵，在血涂片上检查疟原虫虽然十分简单，却是一项很重要的诊断措施。在近一个世纪之前应用显微镜已经是很"现代化"的手段了，父亲借此得以完成中学学业。

艰苦的中学生活并没有磨灭父亲求知的欲望，加上一位美国医生的鼓励，父亲竟"不知天高地厚"地跑到北京协和去继续他的苦学生生涯。

我的父亲对一边读书一边为生活担忧的那种烦恼是深有体会的，因此，我两个姐姐和我上大学的时候，他总是给我们足够的生活费用。他希望他的儿女不用像他那样在求学的时候还须为衣食操心。20 世纪 50 年代，父亲 198.50 元的月薪算是高薪，但他生活俭朴，不抽烟，不喝酒，饮食简单，衣着朴素，没有什么特别的嗜好，他把钱都花在供我们兄弟姐妹读书上面。他认为他的财产就在儿女们身上。

其实，父亲是有嗜好的。在他的业余生活中，读书和种花是他的两大乐事。

在我和父亲一起生活的日子里，无论是清晨还是黄昏，父亲总是一面修剪花木一面背诵诗词。这种潜移默化的作用使我在许多年以后惊异地发现，我居然也喜欢一面修剪花木一面背诵诗词。

我很感激父亲传给我的不是不良的嗜好，虽然"一面修剪花木一面背诵诗词"好像有点"迂"，但不至于对别人造成什么不良的影响，我也乐于继承发扬。

大约 5 年前，有一天，一位在母校中山医科大学工作的朋友，听到我对一种可供药用的花卉的议论，觉得很有意思，认为我的这种说法，是用较浓的文学色彩来进行医药普及，鼓励我写出来发表，并预言这将是广大读者乐于接受的一种医药科普教育形式。

在这位友人极力怂恿之下，我断断续续把"对花吟诵，自娱自乐"的那些东西打印出来，交给《家家乐》杂志和《中国家庭医生》杂志发表。现在我又把这些文章以及后来写的一些文章重新修改，结集成册，命名为《品读本草》，作为对早已离开这个世界的父亲的纪念。

林悦理
1999 年 10 月 9 日写于金涛庄
2020 年 1 月 22 日修订于墨尔本

目　录

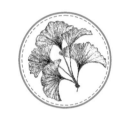
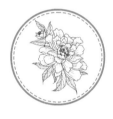
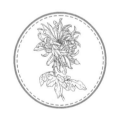
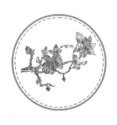

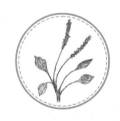

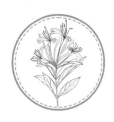

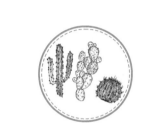

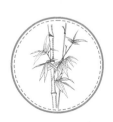

● "国树"银杏 ●

　　四川都江堰市内，有一处号称"天下幽"的游览胜地，从远处望去，山色青黛，群峰环绕，宛如城郭，故称"青城山"。青城山36座高峰、108个景点、1 700多年的道教传说，不知激发了历代多少文人墨客的如潮文思，又不知陶醉了古今中外多少观光游人。十数年前，当我沿着曲径通幽的林间小道、高插入云的"上天梯"，登上海拔1 600多米的"青城第一峰"，居高临下，饱览集幽情、幽景、幽意、幽趣于一身的青城胜景时，眼前的群峰云海，似乎与陆游夜宿"上清宫"时所吟咏的传神诗句"云作玉峰时特起，山如翠浪尽东倾"融为一体了。

　　今天，青城山那清幽的自然风光、神秘的道家传说，依然令我悠然神往，而黄帝祠右侧银杏阁内的汉代古银杏树，同样令我不能忘怀。年幼时，我只知道逢年过节，家家户户在正餐之后，或许会添上一小碗甜品，那是父母们的良好祝愿，希望一家人未来的生活能够过得甜甜蜜蜜。制作甜品的原料除了不可缺少的糖，还有地瓜、芋头、姜薯、莲子、白果等。那经过一番处理并在糖中煎熬出来的白果，尽管只有寥寥数颗，却让人感到十分满足。这，便是我认识银杏的开端。当然，长大后我才知道白果就是银杏的种子，银杏还可叫公孙树、佛指甲、鸭掌树，是一种银杏科银杏属的落叶乔木。也是在游览青城山时，我才有幸认识了银杏树的庐山真面目。那棵千年古银杏树，相传为张天师亲手种植，树高十余丈，树干大可十人环抱，伟岸挺拔，生气盎然，真是让我眼界大开！在青城山，每天不知有多少中外游客围着它转个不停。

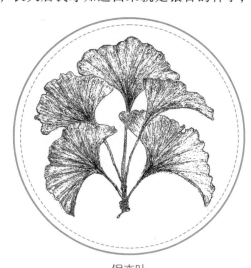

银杏叶

　　《中国国家重点保护野生植物名录》中，浙江天目山的银杏被列为国家二级保护植物。那么，天目山的银杏又是一番怎样的风光呢？是否如书上所述：树干端直，树皮淡灰色，老时黄褐色，粗糙纵裂；带长柄的叶呈扇形，无分表背，在短枝上丛生，在长枝上互生或呈螺旋状散生，叶色多变，春淡而夏深；花单生，雌雄异株，四五月开花，花色淡青；果实近球形或椭圆形，生时色青而熟时转橙黄？真希望有一天能够身临其境，领略天目山银杏的风姿。

银杏的树形雄伟，状如宝塔，树姿古雅，仪态盎然，树叶奇特，颜色多变，树干端正，木材优良。更有那许多美丽神奇的传说，伴随着一棵棵树龄超越千年的银杏。例如，在北京潭柘寺有一棵辽代银杏，传说每逢新主登基必生新枝，乾隆称之为"帝王树"。这些，都让银杏"寿""富""奇""神"诸特点得到充分的体现。

银杏还具有药用价值。中医处方中的"白果"或"银杏"，指的都是银杏树干燥成熟的种子，即"白果仁"。每当秋后，采下成熟了呈金黄色的银杏果实，除去肉质外果皮，即可获得其种子。将种子洗净、晒干，用时打碎白色骨质硬壳（中种皮），内中果仁便是可供食用或药用的"白果仁"。其实，除了果仁，银杏的果实的肉质外果皮（又称"白果肉"，注意勿与"白果仁"相混淆）和白色骨质中种皮、银杏的叶和树皮，都分别有一定的药理作用。难怪人们称颂银杏这一古老的裸子植物，既具有"活化石"的美名，又有帮助人类与疾病作斗争的美德。

我国古代的药物学家早已发现，白果味甘、苦、涩，性平，有小毒，具有温肺益气、镇咳止喘、涩精止带、杀虫和抗利尿的作用。现代体外实验又进一步证实，白果对多种细菌有抑制的作用，尤其对结核杆菌的抑制最为显著；动物实验证实：白果所含的氢化白果亚酸能够抑制豚鼠的结核病。银杏叶有降低血清胆固醇、扩张冠状动脉、活血止痛、杀虫的功效；而银杏树皮与银杏种子外的硬壳竟然有解白果毒的作用，这是多么奇妙的安排！

银杏的果仁、果肉均含有有毒成分。白果仁经过加热，如煮、炒、烤熟以后，可减除其毒性；白果肉经过 $3 \sim 5$ 个月油浸后，其毒性也可被破坏。一般认为，食用白果应遵循"一不生食，二不多食，三不长期食"的原则。尤其是小儿，生食、多食常会导致中毒。据报道，有一小孩仅生食白果仁 4 粒，即出现中毒症状。一般认为，三四岁的小儿生吃 $5 \sim 10$ 粒或一次吃大量炒熟的白果，可致中毒，几小时内即可发病：轻者精神呆滞，食欲不振；中度中毒者呕吐、下泻、发热、昏睡；严重者在暴发呕吐后，可出现阵发性惊厥，肢体先强直而后松弛，瞳孔放大且对光反应消失，最终死亡。由于白果中毒患者存在发热、白细胞数增高和神经系统的症状，容易引起误诊，如患者家属能及时向医生提供有关进食白果的情况，则对正确的诊断有很大的帮助。对中毒者宜采取洗胃、灌肠、输液和其他对症治疗，如应用镇静剂或呼吸、循环兴奋剂。

临床应用白果的成方很多。例如，定喘汤：白果（去壳打碎炒黄）、麻黄、款冬花、法半夏、桑白皮、苏子、黄芩、杏仁、甘草，主要用于肺虚咳喘，如慢性喘息性支气管炎等。易黄汤：白果、芡实（炒）、山药、黄柏、车前子，主要用于湿热带下。

郭沫若称银杏为"中国的国树"。是因为银杏具有悠久的历史？是因为银杏具有长久的生命？是因为银杏具有治病救人的高风亮节？还是因为银杏是中国的特产？其实，又何须更多的猜测，只要面对银杏，你自然就会感到，银杏作为"国树"是当之无愧的。

• 八月桂花遍地开 •

大型歌舞革命史诗《东方红》有一个热烈欢庆的场面，选取了欢快、清纯的女声合唱，"八月桂花遍地开……"歌声传播了劳苦大众获得解放的欢欣，仿佛也带来桂花的阵阵清香。

桂花树为常绿灌木或小乔木，丛高可达六七米。因其纹理如犀，故其学名为"木犀"。桂花树的芽儿叠生，新生的嫩叶呈现娇滴滴的赭红，随着时日的增长，那椭圆形或长椭圆状披针形，端急尖、基楔形或阔楔形的叶片，逐渐成了革质的绿叶，像一片片疏生锯齿的碧玉挂满枝头。桂花的花序呈聚伞状簇生于叶腋，其貌不扬：花梗纤细，花萼具 4 齿，花冠裂达基部，裂片长圆形，花型微小。雄蕊 2 枚，花丝极短；雌蕊 1 枚，子房 2 室。然而，毫不起眼的黄、白色小花却满溢出浓郁的芳香。开花时节，桂花的芳香远播，让人们如沐香海。桂花一般在秋季开花，翌年果熟。果实为核果，长椭圆形，长 1～1.5 厘米，含种子 1 粒，成熟时呈紫褐色。

桂花树喜阳、喜温暖，稍耐荫而不耐寒。它在通风、肥沃、湿润且排水好的环境中生长良好，既能抵抗氯气、二氧化硫、汞蒸气等有害物质，又能吸滞粉尘，减弱噪声。它终年常绿，不阿谀春色，不争艳于群芳，无花时，挺秀明洁，赏心悦目；花开时，香气醇厚，沁人心脾，深得人们的喜爱。桂花树原产于我国西南地区，据说陕西勉县武侯墓前有两株桂花树，树龄已逾 1 700 年，可谓人间的"桂花元老"。桂花树有开黄花的金桂、开白花的银桂、开红花的丹桂等多个品种，开花时间也不拘泥于"八月"（阳历 9—10 月），有的春、秋两季开花，也有的四季开花。我家盆栽的两株桂花树，便是四季开花，常年芳香。

桂花在中国的文化背景是极其

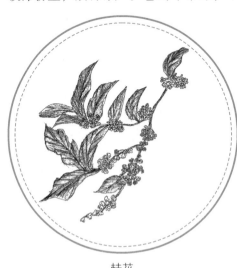

桂花

深远的。李清照调寄《鹧鸪天》的咏桂花词："暗淡轻黄体性柔，情疏迹远只香留。何须浅碧深红色，自是花中第一流。梅定妒，菊应羞，画栏开处冠中秋。骚人可煞无情思，何事当年不见收。"桂花那不以明艳的光彩、浓丽的娇媚取悦于人，唯将幽远的芳香长留人间，令春梅、秋菊都相形见绌的清雅形象跃然纸上。

毛主席富有革命浪漫主义色彩的名篇《蝶恋花》："我失骄杨君失柳，杨柳轻扬直上重霄九。问讯吴刚何所有，吴刚捧出桂花酒。寂寞嫦娥舒广袖，万里长空且为忠魂舞。忽报人间曾伏虎，泪飞顿作倾盆雨。"恰到好处地引用了"吴刚伐桂"等神话典故。

传说今日的桂林古时候是一处不毛之地，山穷水恶，山水相阻，涝、旱轮番作虐，黎民百姓苦不堪言。心地善良的海龙王三公主自告奋勇，帮助那里的百姓治山治水。她把挡住水的大山裁成一截一截，归拢成一堆一堆，让水流畅通无阻；她在一座一座山的山腰里凿洞，蓄积着一股一股滋润万物的清泉。从此，那里的山像碧玉簪，四季叠翠；那里的水像青罗带，流金淌银。往日不毛之地，成了山清水秀的人间乐园。正当人们欢庆免除涝、旱灾害的时候，善良的三公主却因劳累过度，永远闭上她美丽的双眼。人们悲痛地把她埋葬在她为之献出生命的土地上。翌日，当太阳重新从地平线上升起，埋葬三公主的地方长出一大片郁郁葱葱、生机盎然的桂树林。人们深情地把这个地方命名为"桂林"，作为对为民造福的三公主的永恒纪念。

十数年前我到了桂林，除了亲历"三公主"留下的山水奇观，还品尝了色香经年不变的糖桂花。听当地人说，那是用桂花拌糖加入少量柠檬酸做成的。含在口中，果然有一股桂花的香味。桂林的市花就是桂花，桂林市场上到处可见桂花酱、桂花糖、桂花糕、桂花羹等特产，它们着实已随名甲天下的桂林山水名扬全国。"三公主"如果地下有知，一定为桂花的芳名远播，为桂林的兴旺发达而欢欣鼓舞。

桂花树的花、子、根还可入药。中医认为：桂花性温，味辛，可用于化痰、散瘀；桂花子性温，味甘辛，有理气、散寒、平肝、益肾的功效；桂花树根性温，味甘辛，有祛风、除湿、止痛的功效。

"桂子月中落，天香云外飘"，现实中的桂花与神话中的桂花同样令人神往。

───────────● 茶 ●───────────

茶的发源地在中国。人称"茶神""茶圣"的陆羽（729—804 年），写了 7 000 字的三卷《茶经》，那是世界上第一部关于茶的专著。

若从"神农尝百草，日遇七十二毒，得茶而解之"的记载推算，我们的祖先在 5 000 多年前就已认识茶，了解其药用价值；若从西周初年鲁周公所撰《尔雅》中有关茶的文字记载算起，茶进入西周人的生活也有 3 000 多年的历史。故《茶经》有"茶之为饮发乎神农氏，闻于鲁周公"之说。事实上，茶的历史与中华民族古老而光辉灿烂的文明史一样渊远而流长。

茶走出国门是在唐顺宗永贞元年（805），当时来天台山国清寺学佛的日本禅师把我国的茶籽带回日本种植；明神宗万历三十八年（1610），荷兰商人首次将中国的茶叶运销欧洲。尔后，茶作为中国的出口商品，深受各地消费者的欢迎，成为世界性的珍贵饮品。

"扬子江中水，蒙山顶上茶。"海拔 1 500 米的四川蒙山据说是中国最早种植茶叶的地方，那著名的"蒙山茶"是汉代甘露寺普慧禅师亲手培植，"蒙顶黄芽茶"和"蒙顶甘露茶"至今仍闻名遐迩。而今，我国的茶区遍布全国上千个县市，产于名山古寺、沐浴烟霞、泉水涵养的名茶也比比皆是。例如，从东汉就被列为贡茶的陕西紫阳毛尖茶，北宋洞庭山水月院僧人首创的江苏太湖碧螺春茶，始于明代的皖南屯绿茶，还有安徽霍山黄芽茶、黄山云雾茶、浙江惠明茶、浙江天台山罗汉供茶、普陀山佛茶、杭州香林茶、西湖龙井茶、福建武夷山的大红袍岩茶、闽南安溪铁观音溪茶、湖南君山毛尖茶、云南大理的感通茶、云南普洱茶、潮州凤凰山的白叶单丛茶、台湾文山包种茶等，数不胜数。

自古有"开门七件事：柴、米、油、盐、酱、醋、茶"之说，把茶与柴米油盐相提并论，可见茶在日常生活中的重要地位。唐代有"茶马市"，以名茶易西域的名马。茶对于把肉当主食的少数民族来说是否显得特别重要，以致有人认为"一日无茶则滞，三日无茶则病"？明代顾元庆的《茶谱》中关于"人饮真茶，止渴、消食、除痰、少睡、利水道、明目、益思、除烦、去腻，人故不可一日无茶也"的论述，也许就是答案。

《茶经》说"茶之为用，味至寒，为饮最宜……聊四五啜，与醍醐抗衡也"；《神农本草》《本草拾遗》也分别说茶"久服安心益气……轻身耐老""茗苦茶寒……久食令人瘦，去人脂"，皆推崇茶"消食、去腻，健身、减肥"的功能。现代研究证明，茶叶有兴奋高级神经中枢、兴奋心脏、松弛平滑肌、加强横纹肌收缩力、抑菌、收敛和改变机体调节功能等作用。

古人饮茶皆捣末为团饼，如龙凤团及现今边疆民族所饮用的砖茶、沱茶，煮茶时掰一点碾碎投入水中。到了南宋才出现现代的饮茶法，即将茶叶放置瓯中，以沸水撮泡。《清朝野史大观·清代述异》则推崇"粤之潮州府工夫茶"："工夫茶烹治之法，本诸陆羽《茶经》，而器具更为精致……先将泉水贮铛，用细炭煎至初沸，投闽茶于壶中冲之，盖定，复遍浇其上，然后斟而细呷之，气味芳烈，较嚼梅花更为清艳……"

要有好茶、好水、好茶具，再加上考究的冲法才能冲得真正齿颊留香、舌底生津、其味隽永的潮州工夫茶来。清代诗人袁枚形容工夫茶"杯小如胡桃，壶小如香橼""先嗅其香，再试其味……果然清香扑鼻，舌有余甘""令人释燥平矜，移情悦性"。

"烫杯热罐，高冲低筛，刮沫淋盖，关公巡城，韩信点兵"是潮汕人家喻户晓的冲茶口诀。它是纳茶、候汤、冲泡、刮沫、淋盖、烫杯、洗杯、筛点等八个步骤的形象化简要概括。

工夫茶所用的茶叶一般限于半发酵的乌龙茶。习惯上，冲工夫茶的茶叶来自福建，即闽北武夷山的岩茶和闽南安溪的溪茶。其中以奇种、单丛、大红袍、水仙、一枝春、铁观音等久负盛名。后来，潮州、饶平的凤凰山茶也异军突起，有水仙、浪菜、单丛、白叶等多个名种问世。甚至不少茶客认为，潮汕本地的山茶更加香气氤氲，更有持久的韵味。

唐代元稹写了一首很有趣的一字至七字茶诗，现用它作为本文的总结："茶。香叶、嫩芽。慕诗客、爱僧家。碾雕白玉，罗织红纱。铫煎黄蕊色，碗转曲尘花。夜后邀陪明月，晨前命对朝霞。洗尽古今人不倦，将知醉后岂堪夸。"

● 得水能仙天与奇 ●

不知从何时开始，水仙花所散发出来的馥郁香气和"宫样鹅黄绿带垂"的婀娜仙姿，为千家万户欢度春节，增添了一分高雅。

与"东坡居士"苏轼齐名的"山谷道人"黄庭坚，一生酷爱水仙花。朋友们知道他的喜好，往往把水仙花当作礼物赠送给他。面对这些"借水开花自一奇，水沉为骨玉为肌"的水仙花，诗人总是欣然命笔，作诗酬答，一方面抒发对借助一碟清水便能放蕊开花、吐艳传芳的水仙那眷恋和赞誉之情，另一方面又颂扬水仙那超凡脱俗的高贵品质，以此与送花人共勉。"得水能仙天与奇，寒香寂寞动冰肌。仙风道骨今谁有？淡扫蛾眉簪一枝"（《刘邦直送早梅水仙花三首》之一）就是这种酬答之作。

水仙花又名"雅蒜""天葱""俪兰""雅客""姚女花""雪中花""玉玲珑""金盏银台""凌波仙子"等，属石蒜科多年生草本球根植物。她的风姿的确不负她的美名，鳞茎肉质，表皮棕黑而内如白玉，下生洁白须根，疑是天上的葱、蒜；狭长扁平的带状叶，犹如碧玉雕就；花茎从叶丛中抽出，亭亭玉立；顶生伞形花序，着花4～8朵，芳香四溢；单瓣花洁白如雪的高盆状花冠，托着金黄色的酒杯状副冠，宛如银台上摆着金盏；重瓣花的副冠则叠成晶莹透彻的花瓣，或白，或黄，或上白下黄，恰似"薄揉肪玉围金钿"。曾与司马光同修《资治通鉴》的公非先生所咏《水仙花》："早于桃李晚于梅，冰雪肌肤姑射来。明月寒霜中夜静，素娥青女共徘徊。"先从水仙开花的时间晚于梅花而早于桃李，烘托水仙凌寒报春的高贵气质，并借仙女姑射比喻水仙花冰清玉洁、雪肤霜肌的姿态；后两句描绘在月朗星稀、无限静谧的寒夜，嫦娥和青女两位女神与水仙花相依为伴的情

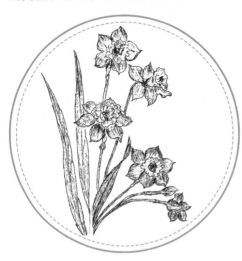

水仙花

景，"凌波仙子"的绰约形象跃然纸上。

中国、朝鲜、日本均为水仙原产国。据载，我国培植水仙花的历史已逾千年。早年种植水仙的地域较为局限，从张耒（"苏门四学士"之一）所作《水仙花（并序）》中提到"中州未曾见"和"中州未省见仙姿"可以推断，900 多年以前，水仙花在中原一带还是十分罕见的。如今，我国水仙的著名产地——福建漳州和上海崇明所培植的"水仙花头"（即水仙的鳞茎）不仅在神州大地遍地开花，还倾倒了欧美各地的赏花人。

水仙花头可种植于园圃，也可盆栽、水养，只要水分充足，气温适宜（水仙忌炎热），便能长叶开花。水养的形式既充分显示水仙"借水开花"的特点，又富于诗情画意，且简单易行：于初冬将水仙花头棕黑色的外皮剥去，切割包住顶芽的部分鳞茎，然后放在清水中浸一昼夜，洗去鳞茎切面渗出的黏液，即可置于浅水盆中，用小鹅卵石或雨花石固定，白天放到阳光充足、温暖的地方，晚间将水倒掉，次日再加清水，日日如是，大约经过 5 周时间，即能抽蕾开花。厅堂斗室，放置一盆，即刻春意盎然，暗香四溢。友人王君在欣赏自家制作的一盆水仙时，即兴赋诗曰："凌寒开花世称奇，白石为骨水为肌。梅报春早山岗上，君送春香人家里。""凌波仙子"仅凭一盆碧水，就把春的气息带入千家万户。

要使水养的水仙花开得多、开得好，就要讲究点鳞茎切割的学问，如切割不足，往往妨碍抽蕾；如过于大刀阔斧，则可能切断或损伤花蕾。经过雕刻的水仙花头，花蕾大都暴露，故从下水到开花的时间将大大缩短。

随着栽培技术的改良和普及，水仙的花期也不一定是"早于桃李晚于梅"了。可通过控制水养温度和光照强弱的方法，来调节水仙花期的迟早：若抽蕾过早，可将花盆移至阴冷但不结冰的室内，延缓开花；若抽蕾过迟，可将花盆移至阳光充足、温暖（20 ℃左右）的环境中，甚至可加温水，以促使花蕾早日开放。

水仙花的鳞茎还可入药，其药性寒，味苦、辛，有毒，具有清热解毒、散结消肿的功用。

与水仙花的绰约风姿和高雅神韵相比较，其药用价值便显得微不足道。然而，水仙花所提供给人们的愉悦，由其观赏价值所转化的心理效应，却是不可多得的！

● 丁丑岁末话牵牛 ●

相传我国的农历纪年始于夏代，故有人把它称为"夏历"，而通常有更多的人把它称作"阴历"或"旧历"。它根据太阳的位置，把一年分为二十四个节气，十分方便农事。

农历纪年用甲、乙、丙、丁、戊、己、庚、辛、壬、癸十天干与子、丑、寅、卯、辰、巳、午、未、申、酉、戌、亥十二地支搭配，六十年周而复始。而十二地支恰好与鼠、牛、虎、兔、龙、蛇、马、羊、猴、鸡、狗、猪十二生肖相匹配，故丁丑年便是牛年。

牛年新春时"金牛送宝"的祝词不绝于耳，当时我想，牛可以满载劳动果实和丰收的喜悦，但牛首先是开垦的牛，耕耘的牛，焉能以偏概全。及至炎夏过后，我奉调到了一个新建的单位，恰恰有了更好实践牛年"全面内涵"的机会。

新建的单位依山傍水，每从办公室的后窗望出，后山的树木郁郁葱葱，半山坡上牵牛花用它纤弱的枝条，在灌木丛中装扮出一片巨大的锦绣图景，给人一种舒心的感觉。从前在农村工作，常见田野上牵牛花为一间间草棚、一株株枯木穿上盛装，蓝的、红的、紫的、白的花朵五彩缤纷，像成群的彩蝶在飞舞，每每为我减轻了不少路途的劳顿。在阔别 18 年之后，恰在牛年又重逢牵牛花，况且是日日近在窗前，亲切之情不禁油然而生。

牵牛是旋花科一年生缠绕草本植物。其茎蔓生，长可达数米；心形或三尖形的叶片互生，正反两面均生被毛；花呈喇叭形生于叶腋，花色多样，最常见的花色是花边深紫蓝色，越靠花心色彩越淡，终呈白色，花瓣也有平瓣、裂瓣、皱瓣、重瓣多种，故有"柔条长百

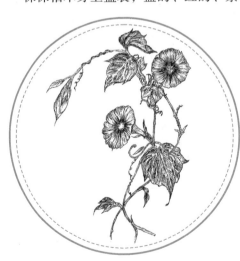

牵牛花

尺，秀萼包千叶"之说。

朝开夕谢的牵牛花虽不属名贵花卉，但开谢相续，且花色多变，叶片翠绿，是夏秋农家最为常见的绿化植物。当冬季来临，牵牛花便耐受不了寒露晨霜，自然枯萎了。苏辙的《牵牛》诗曰："牵牛非佳花，走蔓入荒榛。开花荒榛上，不见细蔓身。谁剪薄素纱，浸之青蓝盆。水浅浸不尽，下余一寸银。嗟尔脆弱草，岂能凌霜晨。物性有禀受，安问秋与春。"此诗相当精妙地表现了牵牛花的禀性、色彩和韵味。

牵牛以种子入药，称作牵牛子，别称草金铃、金铃、黑牵牛、白牵牛、黑丑、白丑等。牵牛的每一个球形蒴果都含有 5～6 枚种子。成熟干燥的牵牛子呈卵形而具三棱，两侧面稍平坦而背面弓状隆起。牵牛子的种皮坚硬，表面灰黑或淡黄白色。一般牵牛花的花色深紫深红者，其子灰黑，称为黑丑；花色浅白粉红者，其子乳白，称为白丑；黑白两种的混合，称为二丑。将牵牛子置锅内加热炒至微鼓起，即可取出放凉，贮存备作药用。

《本草纲目》说："牵牛治水气在肺，喘满肿胀，下焦郁遏，腰背肿胀及大肠风秘气秘，卓有殊功……此乃牵牛能走气分，通三焦，气顺则痰逐饮消，上下通快矣。"《本草正义》也说："牵牛，善泄湿热，通利水道，亦越大便。"《中药大辞典》载："牵牛子性寒，味苦辛，有毒""入肺、肾、大小肠经"，有"泻水，下气，杀虫"的功效，可用作"水肿，喘满，痰饮，脚气，虫积食滞，大便秘结"的治疗。

现代药物研究发现，牵牛子含有牵牛子苷、牵牛子酸甲及没食子酸等成分，在肠内与胆汁和肠液作用后分解出牵牛子素，刺激肠道，增进蠕动，导致泻下。它还能加速菊糖在肾脏排出，起利尿的作用。体外实验发现，牵牛子对猪蛔虫有驱除的作用。服用过量的牵牛子可刺激肠胃，引起呕吐和腹痛，还可能刺激肾脏引起血尿，严重的可出现昏迷，故应控制剂量，防止不良反应发生。孕妇及胃弱气虚者慎用牵牛子。

令人惊异的是山坡那片牵牛花一直没有枯死，这是因为山旮旯里可避风寒，还是牵牛花对牛年的眷恋？昔日盛开的无数花朵早已结下无数的蒴果。可以想象，来年的夏秋，我窗外的牵牛花又将是一片绚丽。

· 独含秋气发花迟 ·

虽两度出仕但终因厌恶官场而辞官隐退的清代著名文人袁枚，有一首咏花写性的《秋海棠》："小朵娇红窈窕姿，独含秋气发花迟。暗中自有清香在，不是幽人不得知。"这首诗寄托了作者清高潇洒、淡泊名利的情性。

在把生命献给反清革命事业的"鉴湖女侠"秋瑾笔下，也有一首以花言志的《秋海棠》："栽植恩深雨露同，一丛浅淡一丛浓。平生不借春光力，几度开来斗晚风。"这首诗却展示了一个资产阶级民主革命家的豪迈情怀。

同是"独含秋气发花迟"的秋海棠，不同的看花人，可以有完全不同的感受。又如清朝乾隆秀才黄景仁眼中的秋海棠是"只有断肠花一种，墙根愁雨又愁风"；元朝泰定进士张以宁说秋海棠"不须更乞春阴护，绿叶低遮倍有情"；清朝章穗芬认准秋海棠"娟娟笑靥西风里，不见当年旧泪痕"；宋朝真宗皇帝盛赞秋海棠"润比攒温玉，繁如簇绛绡"；陆游初与唐婉分手时说秋海棠是"相思草"，待到沈园重逢，《钗头凤》题毕，秋海棠便成了"断肠花"。

秋海棠为秋海棠科海棠属多年生草本植物，原产我国，现有多个品种，如"四季秋海棠""竹节秋海棠""斑叶秋海棠""毛叶秋海棠"等。一般株高约60厘米，有球形的根状茎。地上茎直立，有多个分支。叶腋生珠芽，落地可生新苗；单叶互生，呈斜卵形，上面绿色带细毛，背面带紫红色。聚伞花序生自顶端叶腋，花单性，色淡红，也有白色的品种，花开3厘米左右，雌雄同株，色韵可人，花期8—9月，故又名"八月春"。蒴果有不等大的三翅。秋海棠还有"断肠花""断肠草""相思草"等别称，据说"昔有妇人怀人不见，恒洒泪于北墙之下。后洒处生草，其花甚媚，色如妇面，其叶正绿反红，秋开，名曰断肠花。"又一说是"昔人有以思而喷血阶下，遂生此，故名相思草"。无论是"洒泪"还是"喷血"，故事都十分感人。

有关秋海棠药用的记载，始于《本草纲目拾遗》。秋海棠全草性平（寒），味酸（苦）涩，无毒。花、根、茎、叶、块茎及果实都可供药用。秋海棠的根又名一口血、金钱吊葫芦、岩丸子、红白二丸、大红袍，能活血化瘀、止血清热，可治疗痢疾和跌打损伤。秋海棠的茎、叶有清热解毒、生肌消肿的作用，可用于治疗咽痛、跌打损伤、疮痈溃疡。夏秋采秋海棠的块茎，初冬采秋海棠的果实，其块茎与果实均有凉血止血、散瘀调经的作用，可用作治疗伤后吐血、衄血、刀伤出血、跌打损伤、痢疾、月经不调等症。秋海棠的花外用擦患部还可治皮肤癣疾。

若有一方园圃，在篱栏之下、水石之间种植秋海棠，当春花夏卉皆已凋零，"独含秋气发花迟"的秋海棠将带来生机勃勃的气息。在我看来，那"横陈锦幢阑干外，尽收红云酒盏中"的秋海棠既可观赏悦目，又能治病救人，都与"洒泪""喷血"毫不相干，也谈不上什么"相思"和"断肠"。少年时用黑纸剪成图案，贴在秋海棠叶片上，经太阳曝晒后除去黑纸，见到秋海棠叶上留下的一个个红紫色图案的那份惊奇与欢乐，因秋海棠而重现心间，仿佛忘却了苍苍的发鬓，忘却了动摇的齿牙，忘却了昏花的老眼，回到天真活泼的童年！

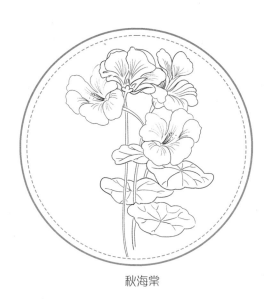

秋海棠

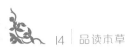

● 凤 仙 花 ●

凤仙花极易生长,《广群芳谱》中有"二月下子,随时可再种,即冬月严寒,种之火坑亦生苗"之说。因此,不少人将它列为花之下品,甚至称它为"菊婢",然而,我对凤仙花却有深切的好感。

记得我小学即将毕业的那一年,有一次,我赤脚在积满雨水的操场与同学"打水仗"后,我的脚趾忽然肿痛难耐,医生说是感染了细菌,趾甲床和甲沟发炎了,如果不及时治疗化了脓还得动手术"切开排脓"。当时考试临近,我心急如焚。尽管吃了药、打了针,那肿痛的脚趾并无明显的好转,它似乎一心一意在等待医生来开刀。这时,邻居送来四盆"指甲花",说"指甲花能消指(趾)甲的炎症",高大的两株近1米高,矮小的两株不足半米,却都开着粉红色、紫红色、白色的美丽花朵。母亲折了一枝,加点红糖在小石臼中捣烂。那外观圆柱形、近光滑、绿中带红、下部节有膨大、肉质肥厚而多汁的茎,那互生、披针形、边缘有锐锯齿、正面与背面各长有疏毛和密毛、叶柄有腺体的绿叶,还有那单生或数朵簇生于上部叶腋的红花,都与红糖一起被捣成棕绿色的黏胶团。母亲将它敷在我红肿热痛的脚趾上,不久我就感到舒服了许多。后来每天我都盼望更换敷料的时刻。

几天后,医生说脚趾已有好转,不用动刀也可痊愈。从此我对指甲花就另眼相看了。那时候,我并不知道指甲花就是凤仙花,我甚至误以为指甲花之所以叫指甲花,是它能治指甲的病。

凤仙花是凤仙花科一年生直立草本植物,花期6—8月,果期8—9月。"苗高二三尺,茎有红白二色,其大如指,中空而脆。叶长而尖,似桃柳叶而有锯齿。桠间开花,或黄、或白、或红、或紫、或碧、或杂色,亦自变异,形如飞禽,自夏初至秋冬开谢相续",也就是那宛如飞凤的朵朵鲜花,铸就了"凤仙"的芳名。此外还有"小桃红""指甲草""透骨草""水指甲""小粉团""满堂红"等别名。

凤仙花"结实垒然,……色如毛桃,生青熟黄,犯之即自裂"。时至今日,我仍忘不了第一次发现"犯之即自裂"的惊异之情。少年的我,常常好奇地用手轻轻碰一碰那密生茸毛、呈纺锤形的成熟果实,一面观察它突然弹裂成五枚旋卷的果瓣,散射出多数褐色细小种子的情形,一面赞叹人们把凤仙花的种子称为"急性子"是何等生动！

至于凤仙花又叫指甲花的真正原因，在于红凤仙可用来染指甲。《广群芳谱》记载："女人采红花，同白矾捣烂，先以蒜擦指甲，以花傅上，叶包裹，次日红鲜可爱，数月不退。""金凤花开色最鲜，佳人染得指头丹"（明代徐阶），"夜捣守宫金凤蕊，十尖尽换红鸦嘴"（元代杨维桢）等诗句，都是古代妇女用凤仙花染红指甲的真实写照。明代瞿佑有一首诗艺术地展现了凤仙花的姣好形象："高台不见凤凰飞，招得仙魂慰所思。秋露庭除蛩泣处，晚风篱落燕归时。金盆夜捣声相应，银甲春生色更宜。好倩良工挥彩笔，写成竹叶夹桃枝。"

李时珍早就指出，凤仙花"头翅尾足俱翘翘然如凤状，故以名之"。现代研究证明，凤仙花具有抑制金黄色葡萄球菌、溶血性链球菌、绿脓杆菌、伤寒杆菌、痢疾杆菌及某些致病真菌的作用，全草均可入药。

被称为"透骨草"的凤仙花梗，是凤仙花的干燥地上茎。夏秋季割取全草，除去叶及花果，切段，压扁或打碎，晒干，置干燥处保存，即为中药凤仙花梗。它主产于江苏、河北、浙江、江西、湖北、安徽等地。其性温，味辛，有小毒，具有祛风湿，活血止痛，解毒之效，可用于风湿痛、跌打损伤、闭经、痈疽肿毒、灰指甲、虫蛇咬伤等症。鲜凤仙全草也有类似的功效。

凤仙花的根味苦、甘、辛，性平，有小毒，具有活血、通经、软坚、消肿的功效。但《本草汇言》载"凤仙根，通经活血之药也……此寒滑走散之品，其性快便捷烈，不宜多服久服，恐伤脾胃、泄元气也。"人们还从"此草不生虫蠹，蜂蝶亦不近"的现象，产生了"恐亦不能无毒"的疑虑。

把凤仙花作为药物，其在不同地区又有许多不同的别称。如云南称其为灯盏花，河北称其为海莲花，山东称其为指甲桃花，江西称其为金童花，还有好女儿花、金凤花、指甲花、竹盏花等名称。一般认为凤仙花以红、白两色花疗效较佳。汪连仕的《采药书》称："凤仙白花者……追风散气；红花者……破血堕胎。"

"急性子"即凤仙花的干燥成熟种子，亦称金凤花子、凤仙子，在其果皮发白时即应采收，以免果实爆裂、种子散失。急性子性温，味苦辛，有小毒，具有破血软坚、消积的功效，可用作癥瘕痞块、闭经、噎膈、外疡坚肿、骨梗不下的治疗。然而，虚弱、内无瘀积者或妊娠者忌用急性子。据《本草纲目》介绍："凤仙子其性急速，故能透骨软坚，庖人烹鱼肉，硬者投数粒即易软烂，是其验也。缘其透骨，最能损齿……凡服不可着齿也，多用亦戟人咽。"

　　据说，凤凰是非梧桐不栖的神鸟，而有梧桐的地方，又何时能见凤凰来？然而，无论在朝阳初升的早晨，还是在落日余晖的傍晚，当您凝神观赏凤仙花时，就如同见到羽羽凤凰，歇息在碧绿的梧桐枝上。吴仁璧的《凤仙花》正好将这令人神往的意境，描绘得淋漓尽致："香红嫩绿正开时，冷蝶饥蜂两不知。此际最宜何处看，朝阳初上碧梧枝。"

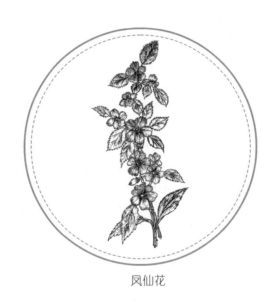

凤仙花

• 国色天香话牡丹 •

牡丹被誉为"国色天香"，据说是唐代诗人李正封的首创。李正封的《咏牡丹花》诗中有"国色朝酣酒，天香夜染衣"之佳句。此后，刘禹锡的"唯有牡丹真国色"（《赏牡丹》），欧阳修的"天下真花独牡丹"（《洛阳牡丹记》）等评价，进一步巩固了牡丹作为"花王"的地位。牡丹能够成为群芳之首，的确有它独到之处：它"花朵硕大，雍容华贵；开候相宜，总领群芳；叶形奇美，碧绿千张；品种繁多，千姿百态；花色丰富，绚丽多彩；花品高雅，劲骨刚心；株态苍奇，千枝虬曲；绝少娇气，易养好栽；花龄长久，寿逾百年；花可酿酒，根可入药"等"十绝"，一直被人们广为传颂。

我国河南省洛阳市以"洛阳牡丹甲天下"而吸引五洲四海的观光游客。1982 年，牡丹被确定为洛阳市市花，因此，牡丹除了叫木芍药、百两金、鹿韭、鼠姑、吴牡丹、花王、富贵花之外，又名正言顺地多了一个"洛阳花"的雅称。洛阳全市超过 20 万余株牡丹令游人目不暇接，置身于硕大华贵的花朵中间，由不得你不怦然心动。

牡丹与洛阳自古已结下不解之缘，相传洛阳自隋炀帝建西苑起就开始种植牡丹。千百年来，尽管一个个封建王朝更迭轮替，而洛阳的牡丹却依然长盛不衰、推陈出新。目前，牡丹的品种已逾 300 种，名贵的品种也近 200 种。牡丹为多年生落叶小灌木，高 1～2 米；根茎肥厚，枝短而壮；叶片宽大、互生，常为二回三出羽状复叶，叶柄长 6～10 厘米，小叶卵形或广卵形，顶生小叶片 3～5 裂，侧生小叶呈掌状三裂，表面深绿色，背面略带粉白，平滑无毛，中脉上疏生白色长毛；花单生枝顶，大型，直径 10～30厘米；花萼 5 片，覆瓦状排列，绿色；花瓣为单瓣或重瓣，常为倒卵

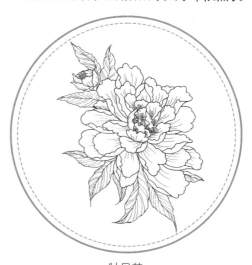

牡丹花

形，顶端有缺刻；花色有紫色、深红色、粉红色、白色、黄色、豆绿色等。

国画家笔下的牡丹，也甚能表现牡丹的风采。无论是精雕细刻的工笔，还是笔走龙蛇的意境，都能把牡丹的雍容华贵、绚丽奇美、劲骨刚心、千姿百态表现得淋漓尽致，令人感到亲临花海，闻到了花的阵阵清香！

对于医家，牡丹还有比供观赏更为深层次的用途。牡丹的根皮和花均可入药。牡丹根皮称牡丹皮、丹皮或粉丹皮，性味苦、辛，微寒，归心、肝、肾经，具有清热凉血、活血散瘀的功效。牡丹花味苦、淡，性平，具有调经活血的作用。体外实验证明，牡丹皮含丹皮酚、苯甲酸、植物甾醇、鞣质等，对伤寒杆菌、大肠杆菌、金黄色葡萄球菌、溶血性链球菌、肺炎球菌等有较强的抗菌作用，对白喉杆菌也有抑制作用。另有实验证明，牡丹皮还有降血压和活血通经的作用。

每年秋季是采收牡丹根皮和花的季节。通常采集牡丹皮是选择花龄3～5年的牡丹，采挖其根，去土洗净，除去根须，剥下根皮，切片晒干，即成药材牡丹皮，可生用、酒炒或炒炭用。采集牡丹花则在秋季开花期的清晨，采摘花朵，隔水蒸，略蒸片刻即取出晒干，便可供药用。

牡丹皮作为清热凉血药，常与生地黄、犀角（现用水牛角）等配伍（如犀角地黄汤），用于温热病热入血分，发斑发疹，血热妄行以至吐血、衄血；与青蒿、鳖甲等配伍（如青蒿鳖甲汤），用于热病后期、热伏阴分、夜热早凉、阴虚内热；与白芍、黄芩等配伍（如宣郁通经汤），用于妇女月经先期、经前发热；与桂枝、桃仁等配伍（如桂枝茯苓丸），用于血瘀经闭、痛经、腹内包块；与大黄、桃仁等配伍（如大黄牡丹皮汤），用于肠痈腹痛、大便秘结；与银花、连翘、白芷等配伍，用于痈肿疮毒。清热凉血宜生用，活血散瘀宜酒炒用，止血宜炒炭用。血虚有寒、孕妇及月经过多者不宜用牡丹皮和牡丹花。

很多赏花人对牡丹的药用价值不甚了解，其实，牡丹在解除人们病痛所发挥的作用可媲美于它国色天香的美名！

· 含 羞 草 ·

有一年，我在湛江参观了南亚热带作物研究所，其植物园中奇异的花果、陈列室内斑斓的标本，使人目不暇接。其间我在松软的草地上小憩时突然发现了久违的含羞草。它们有的直立，有的蔓生，有的攀缘，在草地靠近水渠的一方，成丛成簇。我漫步走去，轻轻触摸那由多数小叶构成的羽状叶片，看它们相对应地闭合，羞答答地垂下，露出散生的利刺和无数倒生的刺毛。

啊，就是它，这会"含羞"的草，令儿时的我付出整个月的零用钱——5分钱，从花农的手中，接过小小的一棵。它在我的不断触摸和探求中成长，开出了朵朵淡红色、茸茸成团的花，结出了条条扁平、稍外弯的荚果。

那一年，学校来了一位新的植物学老师，他鼓励同学们从我那儿取去荚果，培植出一棵棵苗壮的一触即羞的含羞草来。老师还讲了一个神奇的传说：含羞草是由一个小伙子变成的。有个叫含的人，从小失去父母，随兄嫂过活，尽管兄弟感情很好，无奈嫂子变着法儿虐待弟弟，含便离开兄嫂，独自到山里开荒种地。一天，含病倒了，昏迷在床上，当他醒来时，见到一位美丽俊俏的姑娘站在眼前。姑娘自称是大户人家的丫鬟，名叫合欢，因不堪管家的虐待，逃到山里来，本想进屋讨口水喝，没想到发现有个昏迷不醒的病人，便马上找寻草药，煎好汤，给含服下，含这才清醒过来。含听后十分感动，就这样，一对天涯沦落人，情投意合，喜结连理。含的嫂子听到弟弟在山中娶了媳妇，生活一天好似一天，心里老大不高兴，便进山找茬，硬要合欢在一天之内织一百丈布。此时，合欢已临近产期，劳累使她的肚子阵阵作痛。到了晚上，合欢只好召来七位仙女一起帮忙，在天亮之前把

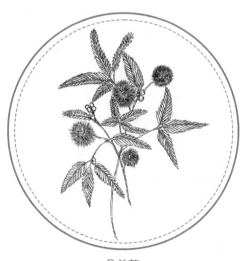

含羞草

布织好。不料，合欢召唤七仙女的事让含的嫂子见到了，便一口咬定合欢是妖精。含在嫂子的危言逼迫下，把熟睡中的妻子砍死，自己也晕了过去。当含醒来时，妻子的尸体不见了，只留下自己无穷的悔恨和一片乡邻的谴责声。夜里，羞愧交加的含爬出茅屋，对天喊道："合欢啊，我的妻！我对不起你啊，你在哪里？"忽然间，他身边的一棵大树开了口："我就是合欢。我爱你的勤劳、能干，愿意嫁给你，共创美好的未来。没想到你听信谗言，加害于我，把我们爱情的结晶也扼杀了……"含听后更是羞愧难当，当即自尽于大树旁。后来，在含死去的地方，长了一棵小草，每当风吹草动，叶子便闭合、下垂。人们说，这草便是羞愧而死的含变的，取名含羞草。

讲完故事，老师又把含羞草为什么会"含羞"的科学道理告诉了我们。原来，"含羞"是叶子的膨压作用。含羞草的叶柄基部有一个特殊的结构，里面鼓满了水，遇到叶子被风吹动或人畜触动时，这个结构里的水分便流到上部或两侧，使下部干瘪而上部鼓满了水，于是叶片合拢、叶柄下垂，出现"含羞"的动作。

含羞草，又叫知羞草、怕羞草、喝呼草、怕丑草、望江南，属豆科植物。它喜欢温暖、湿润而向阳的环境，丘陵、平坝的一般土壤都可生长。含羞草原产于南美洲，那"含羞"的特殊功能、枝上的刺毛和锐利的钩刺，是含羞草适应大自然的结果，这种自我保护可大大减少风雨和动物对它的伤害。

现代药物研究发现：含羞草含有黄酮苷、酚类、氨基酸、有机酸、含羞草碱及其他生物碱。中医认为含羞草性寒（或微寒）、味甘（或微苦），有毒；含羞草根性温、味涩微苦，有毒。前者具清热、安神、消积、解毒的功效，可用于治疗肠炎、胃炎、失眠、小儿疳积、目热肿痛、深部脓肿、带状疱疹等；后者具止咳化痰、利湿通络、和胃、消积的功效，用于治疗慢性支气管炎、风湿疼痛、慢性胃炎、头疼失眠、小儿消化不良等。

我想，含化成此草，是否用这一献身人类健康的实际行动，来表达对妻子的怀念和对自己丑恶行为的忏悔？我小心翼翼地把从植物园收集来的含羞草籽撒在一个花盆中，像当年那样，盖上一层细土。每天清晨，我洒上水，盼着它们生根发芽。然而，一天又一天，那阔卵形小小的含羞草籽一个也没长出芽来。也许是季节未到，我安慰自己。然而，度过了寒冷的冬季，又告别了明媚的春天，当炎夏的太阳高高挂在头顶，含羞草籽仍然一个也没长出芽来。情急之下，我翻开表土细心寻觅，一颗种子也没有了，就如同我的童年，再也不回来了。

• 红豆最相思 •

　　近半个世纪之前，我刚上小学一年级，和已经五年级的姐姐一同在外国人开办的天主教会学校就读。姐姐很勤奋，每学期都因品学兼优而获得奖励；我却很顽皮，要在学校获奖简直是异想天开！可在家中，我并不缺少"奖品"。姐姐会不时对我的"聪明""听话"予以奖赏，诸如晶莹的小鹅卵石、硕大的玻璃珠、光洁的树籽，都被作为奖品，落入我这个小弟弟的手中。在我的心目中，这些"小玩意"比起我姐姐的那些奖状来要强得多！我把姐姐给我的"宝贝"珍藏在我的"百宝箱"。

　　在我众多的"宝贝"中，有姐姐送给我的十二颗椭圆形的"红豆"，也叫"相思子"，它们表面光泽发亮，质地坚硬，基部漆黑而上部朱红，经久不变颜色。我把它们装在一个小小的透明玻璃瓶内，从外往里看，红黑相间，鲜艳夺目；摇晃起来，"呖呖叻叻"，真逗人喜欢。唐代诗人王维"红豆生南国，春来发几枝；愿君多采撷，此物最相思"的诗句我很小就会背诵，但其实并不知"相思"是什么；李白"相思如明月，可望不可攀""相思无日夜，浩荡若流波"的名句也增加不了我对"相思"的认识；及至年纪稍大，不求甚解地看完《石头记》，"王熙凤毒设相思局"的情节，更使我无法将"相思"与那么可爱、美丽的红豆联系起来。

　　直到我的兄姐们一个个告别家园、远走高飞时；我的同窗好友各奔东西、离我而去时；我自己也离乡别井、外出求学时，我才悟到什么是相思。我翻箱倒柜找到儿时的"百宝箱"，箱中那一瓶红豆光彩依旧，而我的感受却大不相同了。那红豆不再仅仅是逗人喜欢的玩意儿，那黑的一端有如一对对熟悉的明眸，在深情地遥望；那红的一端又有如一颗颗赤诚的心，在热切地跳动。我终于理解了书中关于红豆"亲人外出时，赠予相思子，以表示深切怀念之情；恋人依依惜别时，赠予相思子，以表示相思之意""人居两地，情发一心"的解释。

　　相传古时有人客死在外，其妻哭死于树下，化为红豆，故后人以红豆象征相思。

　　"相思子"即王维诗中的"红豆"，也叫云南豆子、红漆豆、相思豆、鸡母珠、观音子、鬼眼子、鸳鸯豆、郎君豆、难丹真珠、八重山珊瑚、土甘草豆等，是一种豆科缠绕藤本热带植物相思子的种子。广东、海南、广西、云南、福建、台湾等地的丘陵、山间、路旁、灌木丛中都有它的踪迹。红豆的茎丛生、细长，双数羽状复叶整齐地排列在细茎上，小叶片呈长圆形或长圆状倒卵形。总状花序腋生，花序轴粗壮，花淡紫色，蝴蝶形，花期3—5月，结子期5—6月，荚果黄绿色，含种子1～6粒。

现代药物研究发现，相思子含有相思子碱、红豆碱、海帕刺酮碱、胡卢巴碱、胆碱、相思子凝集素、相思子毒蛋白、鲨鱼烯、环木菠萝甾醇、相思子新和相思子定等多种成分。相思子醇提取物在体外能抑制金黄色葡萄球菌、大肠杆菌、甲、乙副伤寒杆菌、痢疾杆菌和某些致病性皮肤真菌生长。中医认为，相思子有杀虫、拔毒排脓的作用，可治疥疮顽癣、痈疽肿毒。《本草拾遗》记载相思子"通九窍，治心腹气。止热闷头痛风痰。杀腹藏及皮肤内一切虫。"《现代实用中药》也称相思子"治皮肤疥疮、顽癣"。

相思子的种子味辛（甘）苦，性平，有毒，不宜内服。一般只作外用，捣烂涂敷局部，或制作浸剂、糊剂，涂抹患处。相思子的藤（茎）与相思子的根也可作药用。相思子藤味甘性凉，无毒，嚼之有甘味，故亦名"土甘草"，有生津、止渴、润肺、清热、利尿的功效。相思子根味甘性平，亦具有清热、利尿的功效，可治咽喉肿痛，肝炎、支气管炎。

《南方主要有毒植物》明确记载相思子"叶、根、种子有毒，以种子（即红豆）最毒"，因其中含有剧毒的相思子毒蛋白，误食可引起中毒。中毒的症状为：体温先升高后降低，并先后出现食欲不振、恶心、呕吐、腹痛、腹泻、呼吸困难、皮肤青紫、抽搐、循环衰竭、溶血、少尿、血尿等，最后窒息、死亡。据报道，0.5毫克的相思子毒蛋白即可使人中毒。相思子的外壳坚硬，整吞不致中毒，但经咀嚼后再吞，则半粒相思子也能使人中毒。相思子中毒的急救方法有：催吐、洗胃、导泻；静脉注射生理盐水或5%葡萄糖盐水；每天口服小苏打5～15克，防止溶血后血红素或其代谢产物在肾中沉积；如溶血严重并有呼吸窒息现象时，要给氧、小量输血、使用呼吸兴奋剂、进行人工呼吸和其他对症治疗措施。

面对外表圆滑，色彩鲜艳的相思子，谁又料到它内里的毒性蛋白足以夺去人最宝贵的性命呢？传说中，那寄托相思的红豆，不就是以相思者的血泪，相思者的生命化成的吗？李白说"长相思，摧心肝""昔时横波目，今作流泪泉"；李商隐说"春心莫共花争发，一寸相思一寸灰"；刘禹锡说"终日望夫夫不归，化为孤石苦相思。望来已是几千载，只似当年初望时"；陈羽说"相思长相思，相思无限极。相思苦相思，相思损容色"。值得大力颂扬。

　　我想，相思是一种美好的情感；相思也是把双刃剑。倘因相思而"身如浮云，心似飞絮，气若游丝"，又如何能有足够的精力去积极面对人生呢？

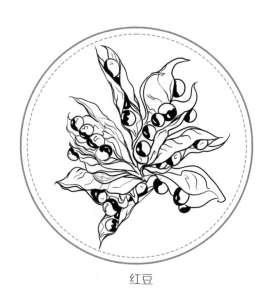

红豆

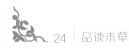

• 话说豆蔻 •

　　提起豆蔻，便会想到成语"豆蔻年华"。这个成语来自唐代诗人杜牧的《赠别》诗："娉娉袅袅十三余，豆蔻梢头二月初。春风十里扬州路，卷上珠帘总不如。"用梢头未曾盛开的豆蔻花来比喻十三四岁的少女，确是精妙传神；反过来也令未曾见过豆蔻花的人，从妙龄少女的娉娉袅袅推想到豆蔻花的动人娇丽。号称"南宋四大家"之一的范成大有《红豆蔻花》一首："绿叶焦心展，红苞竹箨披。贯珠垂宝珞，剪彩倒鸾枝。且入花栏品，休论药里宜。《南方草木状》，为尔首题诗。"这首诗形象地描绘了豆蔻花那红装绿裹的动人形象。

　　豆蔻有白豆蔻、红豆蔻、肉豆蔻和草豆蔻。即使是白豆蔻，也有爪哇白豆蔻、小豆蔻、桂豆蔻等不同品种。

　　白豆蔻原产于泰国、越南、柬埔寨、斯里兰卡、印度尼西亚、危地马拉及南美洲热带地区，我国广东、广西、海南、云南也有引种。白豆蔻为姜科多年生草本植物，木质的根茎匍匐，粗大有节；圆柱状的茎直立，高达 2～3 米（爪哇白豆蔻较矮小，植株常在 2 米以下）；叶无叶柄，两面光滑；花冠透明黄色；蒴果扁球形，灰白色。10—11 月果实呈黄绿色尚未开裂时采收，除去残留的果柄，晒干即为中药白豆蔻。白豆蔻略呈圆球形，具不显著的钝三棱，外皮光滑，黄白色，且具有二三十条隆起的纵纹，一端有小突起，一边有果柄痕；两端的棱沟中常有黄色的毛茸。果皮轻脆，易纵向裂开，内含种子 20～30 粒，集结成团，俗称"蔻球"。蔻球由白色的隔膜分成三瓣，每瓣有种子 7～10 粒，称为"蔻米"或"白蔻仁"。中医认为白蔻仁味辛，性温，具有行气、暖胃、消食、宽中的功效。但肺胃火盛、阴

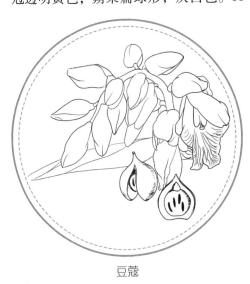

豆蔻

虚内热者忌用。现代药物研究发现，白蔻仁所含的豆蔻油是一种挥发油，有良好的芳香健胃作用。"用时再行打碎，不宜久煎"的做法，减少了挥发油中有效成分的损失。

白豆蔻的花、果皮亦可入药。白豆蔻的花，性平、味辛，微有芳香，能开胃、理气、止呕吐、宽闷胀。白豆蔻的果皮亦称豆蔻壳、白蔻衣，也有理气、开胃、宽胸、止呕的作用。但花、壳的作用均轻于豆蔻。

小豆蔻是另一种姜科植物的干燥果实，呈长卵形，两端尖，三钝棱较明显，表面乳白色至淡黄棕色。种子团也分三瓣，每瓣有种子5～9粒。种子长卵圆形或三至四面形，表面淡橙色至暗红棕色，断面白色，气芳香，味辣，微苦，有人把其当作白豆蔻使用。广西还产一种"桂白蔻"，又称"土白蔻"，形状与白豆蔻相似，但表面土黄色或淡棕色，种子褐色，味苦辣。小白蔻与桂白蔻的疗效都较白豆蔻差。

红豆蔻是姜科多年生草本植物大高良姜的果实，主产于广东、广西、云南等地。大高良姜又名红豆蔻花，即范成大作诗歌咏的红豆蔻花。其植株比白豆蔻稍矮，根状茎粗壮，淡棕红色；小花梗直立，花萼、花冠筒状，唇瓣匙形，内曲，具浅粉红色纵条纹；肉质卵圆形的蒴果熟时呈红色；种子1～5枚，芳香。秋季果实变红时采摘，晒干或阴干后保存。干燥的果实呈椭圆球形，一端有一小凹点为果柄痕，另一端冠以残留的淡黄色花被，外皮棕红色或枣红色，略皱缩，质薄，手捻之即碎，内含6粒种子，呈扁圆四面形或三角状多面形，黑棕色或红棕色，微有光泽，外附一层白色薄膜，破开为灰白色。药用的颗粒饱满、气味辛辣者为佳。红豆蔻味辛、辣，性温，具有散寒、燥湿、消食的功效，主治脘腹冷痛、呕吐泄泻、噎膈反胃、疟疾、痢疾等，但阴虚内热者忌用。

肉豆蔻是肉豆蔻科常绿乔木，树高可达20米，主要分布于热带，如马来西亚、印度尼西亚、巴西等地。《本草拾遗》称其为"迦拘勒"，《续传信方》称其为"豆蔻"，《本草纲目》称其为"肉果"。叶互生，上面淡黄棕色，下面色泽较深，叶脉红棕色；花黄白色，椭圆形或壶形；果实梨形或近圆球形，淡红色或黄色，成熟后纵裂成两瓣，显出绯红色假种皮，种子长球形，种皮红褐色，木质。4—6月及11—12月各采一次。早晨摘取成熟果实，剖开果皮，剥去假种皮，再敲脱壳状的种皮，取出种仁，用石灰乳浸一天后，缓火焙干。经焙干后的肉豆蔻长约3厘米，宽约2厘米，外表灰棕色，粗糙、坚硬，切面可见大理石样纹。《本草纲目》描述："肉豆蔻，花结实，状虽似草豆蔻，而皮肉之颗则不同类，外有皱纹，而肉有斑缬，纹如槟榔……"《本草经疏》载肉豆蔻的功效如下:"肉豆蔻,辛味能散能消,温气能中和通畅,其气芬芳,先入脾……为理脾开胃、消积食、止泄泻之要药。"

现代科学研究证明,肉豆蔻除其芳香性外,还有显著的麻醉作用。所含成分肉豆蔻醚,引起麻醉的剂量便可能引起肝脏的脂肪变。肉豆蔻醚与榄香脂素对正常人有致幻作用,且有服用大量肉豆蔻致死的报道。

肉豆蔻的假种皮晒干即为"肉豆蔻衣"。其味香而微苦,所含的油成分与肉豆蔻相似,有健胃、祛风、兴奋等功效。

被《别录》《唐本草》《海药本草》《蜀本草》等称为"豆蔻"的应是"草豆蔻"。草豆蔻亦称为"草蔻""漏蔻""草果""偶子""飞雷子"等。姜科多年生本草植物,高1~2米。根状茎粗壮,棕红色。叶具短柄,叶片狭椭圆形或披针形,两面被疏毛或光滑。总状花序顶生,花冠白色,唇瓣阔卵圆形,边缘具缺刻,内面有淡紫红色斑点。圆球形的蒴果,外被粗毛,熟时黄色。花期4—6月,果期5—8月。秋季果实略变黄时采收,晒八成干后去皮,再晒至足干。干燥种子团呈球形或椭圆形,直径约2厘米,表面灰白色或灰棕色,中间由白色的膜分隔为三瓣,每瓣有种子多数,粘连紧密。种子呈卵圆状多角形,表面灰色,被一层白色透明的假种皮,破开后里面为灰白色,气芳香,味辛辣,药用以个圆、坚实者为佳。

草豆蔻味辛,性温,入脾胃经,具温中、祛寒、行气、燥湿的功效,主治心腹冷痛、痞满食滞、噎膈反胃、寒湿吐泻、痰饮积聚。阴虚血少、津液不足,无寒湿者则忌用草豆蔻。《本草经疏》认为草豆蔻的作用在于"辛能破滞,香能入脾,温热能祛寒燥湿""产闽之建宁者,气芳烈,类白豆蔻,善散冷气,疗胃脘痛,理中焦。产滇、贵、南粤者,气猛而浊,俗呼草果者是也,善破瘴疠,消谷食,及一切宿食停滞、胀闷及作痛"。《本草纲目》认为:"草豆蔻、草果虽是一物,然微有不同。"建宁所产为豆蔻,"大如龙眼而形微长,其皮黄白,薄而棱峭,其仁大如缩砂仁而辛香气和"。滇、广所产为草果,"长大如诃子,其皮黑厚而棱密,其子粗而辛臭"。《本草图经》云:"豆蔻即草豆蔻也,生南海,今岭南皆有之。苗似山姜、杜若辈,根似高良姜,花作穗,嫩叶卷之而生,初如芙蓉,穗头深红色,叶渐展,花渐出,而色渐淡,亦有黄白色者……"

以草豆蔻的姣美和花期而言,杜牧《赠别》诗所指的豆蔻可能是草豆蔻。然而转念一想,妙龄少女不也似各种豆蔻那样千差万别、多姿多彩吗?又何必强求是哪一种豆蔻?

• 菊 花 •

"春兰秋菊，各一时之秀。"菊是中国的特产，是最富民族色彩的传统花卉之一。它"宁可枝头抱香死，何曾吹落北风中"的气概，令历代文人学士留下无数流传久远的佳句名篇。

荒郊的野菊经过人们数千年蓄意栽培，繁衍出各色各样的奇异品种，如今能叫出名字的已逾三千。现代的菊以其不断革新、多姿多彩的风貌，留给人们更多的赞叹和遐想。

王安石"西风昨夜过园林，吹落黄花遍地金"与苏东坡"秋花不比春花落，说与诗人仔细吟"的争论，比起今日菊花的千变万化来，显然成了细枝末节。菊花自古称"黄花"，皆因其颜色。而今，菊花却以其黄、白、红、紫、黑等众多颜色，令人目不暇接。菊花花瓣的变化更是层出不穷。从传统的舌形花瓣到平瓣、管瓣、匙瓣、管舌瓣、长舌瓣、螺旋瓣、钩端瓣……千姿百态，令人叹为观止。文人笔下，菊与秋也有着不解之缘："春兰兮秋菊，长无绝兮终古"（屈原），"荷香销晚夏，菊气入新秋"（骆宾王），"涧松寒转直，山菊秋自香"（王绩），"秋菊有佳色，裛露掇其英"（陶渊明），"秋风有意染黄花"（吕渭老）等，真是不胜枚举。当然，现在的菊花早已突破季节的限制，无论严冬腊月，还是早春时节，都有它的身影。

除了作为园艺植物供观赏，在庞大的菊花家族中，还有供治病救人的一族。产于浙江的杭菊，产于安徽的滁菊、亳菊，产于河南的怀菊，花、叶及其嫩苗均可入药。花，于盛开之时采摘，烘干或蒸后晒干或置通风处阴干备用；叶，可随时采摘鲜用；苗，于初夏时采集阴干备用。

中医认为，菊花性微寒，味甘苦，归肝、肺经，有疏风、散热、解毒、利血脉、除湿痹、平肝明目的功效。白菊花多用于平肝明目，黄菊花多用于疏风清热，野菊花擅长治疗疔疮肿毒。菊叶，味辛甘、微苦、性平，有疏风、解毒之功；菊苗，味甘、微苦，性凉，有清肿明目之效。菊花的根与叶有相似的作用，故也可以根代叶，或根、叶并用。

独味菊花即可发挥功效。南方人以菊代茶，甚为普遍。故药用菊花也有称茶菊花的。将菊花与其他药物配伍应用，更能突出其药效。例如，菊花与桑叶、薄荷、连翘配伍，用于外感风热及温病初起，症见发热，头晕、头痛

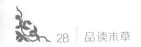

者；与桑叶、蝉蜕、夏枯草等配伍，用于肝经风热或肝火上攻所致目赤痛者；与羚羊角、夜钩藤、生地黄等配伍，用于肝阳上亢所致头痛、头晕、头胀者；与熟地黄、枸杞子、川杜仲等配伍，用于肝、肾阴虚，眼目昏花者。

在我国大部分地区均可见到的野菊花，是民间治疗疮疖、丹毒、急性淋巴结炎、乳腺炎、扁桃体炎、感冒、百日咳、咽喉炎、眼结膜炎、高血压的常用药物。单味野菊花水煎服，同时以煎汤洗患处，是治疗疮疖肿毒的简易方法。无花时节，可以鲜茎代花，如配伍金银花、蒲公英、紫花地丁等药物则疗效更佳。

野菊花的近缘栽培植物——菊花脑或称菊花郎，江浙一带居民门前屋后，多有栽种，冬季分根，春季摘其嫩苗食用。其含有蛋白质、糖类、脂肪、维生素 B_1、维生素 C、黄酮、挥发油等成分，既可作日常之菜蔬，又具有清热凉血、调中开胃、降血压、解心烦等作用。

还有安徽黄山的贡菊，黄山得天独厚的自然环境造就了黄菊的独特风味，难怪它成为历代徽州进贡皇帝的礼品。如今，御用贡菊已走入平常百姓家，成为消暑解毒、平肝明目的大众饮品。

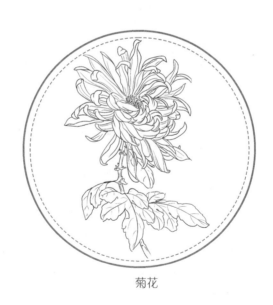

菊花

• 苦尽甘来话苦瓜 •

　　小时候怕吃苦瓜，因它的味道苦；长大了爱吃苦瓜，也因它的味道苦。虽同是一种苦味，经历不同，感受自然也就不同。小孩子家能在"苦"中体验出"甘"的实在很少，总要到敢于面对"苦"的年纪，才有可能体会"苦尽甘来"的意味。

　　苦瓜因味苦而得名，又因某些其他特征而拥有不少别称，例如，因瓜皮长满大大小小的疙瘩，而被称为"癞葡萄"或"癞瓜"；瓜的颜色初时碧绿，瓜稍熟时则绿中透白，再熟又黄中透红，著不采摘，那瓜蔓上的挂果生熟杂陈，色彩缤纷，因而又叫"锦荔枝"；因熟透后瓜皮瓜肉自然裂开，露出金红色的瓜瓤，宛如一只红缎子做的鞋子，"红绫鞋"也就成了苦瓜的名字；还因传统医学认为苦瓜性寒凉，故又添了"凉瓜"的称谓。

　　采摘苦瓜的最佳时机是在它将熟未熟的时候。此时的苦瓜，外观晶莹剔透，内里瓜肉松脆，味道也最能体现"苦尽甘来"的效果。过熟的苦瓜往往没了苦味，甚至瓜瓤变甜，也就失去苦瓜那最可贵的特色。

　　苦瓜属葫芦科一年生攀缘草本植物，茎多分枝，有细小柔毛，卷须不分支，棚架篱墙，攀缘而上。瓜叶具有 5～7 个深裂，边缘有波状锯齿，呈椭圆形，对生。苦瓜雌雄同株而异花，花黄色单生于叶腋；花冠与萼片均为 5 裂，基部则联合成钟形；雄花有 3 枚雄蕊，花药联合，雌花的子房下位，形如纺锤并有刺瘤，似一个微型的苦瓜。

　　20 世纪 50 年代初，我在花盆里种过苦瓜，瓜秧攀附在竹枝搭成的花架上，鲜艳的黄花儿开了一朵又一朵，蝶儿、蜂儿在花间忙忙碌碌，最终却不曾结出一个苦瓜来。70 年代中，我的女儿在阳台上种苦瓜，她知道我从前的失败，因此对所种的苦瓜是否结果不存任何幻想，天天只管浇水施肥，在不知不觉中竟然有四五个大小不等的苦瓜悬挂在黄花绿叶之间，当时那份意外的惊喜绝不是那四五个苦瓜的实际价值所能比拟的。

　　父母总是说"苦瓜解热毒""良药苦口""苦中带甘"这一类的话，勉励孩童的我吃"苦"。父母的良苦用心并没有错，苦瓜的确是一味苦口良药。中医认为，苦瓜具有祛邪热、除劳乏、解消渴、清心明目的功用。苦瓜的瓜、叶、花、根都有药用价值，可以治疗热毒、中暑、牙痛、肠炎、痢疾、

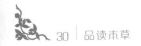

便血、糖尿、热痱、疔疮、疖肿等。

　　如今，苦瓜经常出现在我家餐桌上，比如苦瓜炒鸡蛋、酿苦瓜、苦瓜猪骨汤等。孩子长大了，不再嫌苦瓜苦；母亲年迈了，对煮烂的苦瓜更情有独钟。今晚餐桌上又有我妻子下班后做的苦瓜煲。当我在键盘上敲完这最后几个字时我的口中还有苦瓜留给我的回甘。

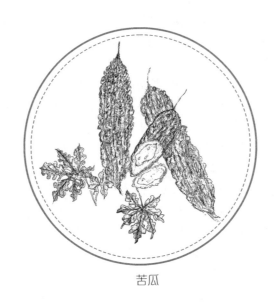

苦瓜

● 兰为王者香 ●

读清代著名诗画家何绍基的《素心兰》，很欣赏"香愈澹处偏成蜜，色到真时欲化云"的吟咏。

兰，素来为儒家所推崇。据说当年孔子自卫国返回鲁国的途中，见到幽谷中蕙兰独茂，便说："兰当为王者香草。"此后，"王者香"成了兰花的别称，兰也倍受人们的敬仰。兰独处深山幽谷，无意与百花争芳斗艳，"不以无人而不芳"，确也符合"君子之道"。

兰有其独特的魅力。兰的叶，油润光泽，修长劲健，和风轻拂，斜叶弄影，风姿绰约。其叶型有立叶、半立叶、垂叶、半垂叶、卷叶、线叶等，有一种特殊的美。张羽的《咏兰叶》便有"泣露光偏乱，含风影自斜。俗人那解此，看叶胜看花"之叹。

兰的花，娟秀淡雅。素心兰舌瓣无杂色，花色纯白、奶黄、嫩绿等；荤心兰舌瓣有杂色线条或斑点，花色淡红、深紫、深栗等。花瓣的形状，有梅瓣、荷瓣、窄瓣、奇瓣、蝴蝶瓣、水仙瓣等；花瓣的长势有平肩、飞肩、垂肩、卷瓣、多瓣、长舌、圆舌、卷舌等，真是姿态万千。

兰的香，清新而幽远，素有"香祖""国香""第一香"之誉，令历代文人学士赞叹不已。苏轼《题杨次公春兰》的"时闻风露香，篷艾深不见"，刘克庄《兰》的"深林不语抑幽贞，赖有微风递远馨"，都突出了兰香那似有若无而又芳馨远播的特点。

自古以来，不少文人墨客就有把生于荒山僻野、枯水瘦石间的野生兰移植于瓦盆之内、陈置于庭院之中的雅兴。在书房一角添一盆兰，似乎也就增添了一份高雅，更何况还有那"阵阵暗香"，那"久坐不知香满室，开窗但见蝶飞来"

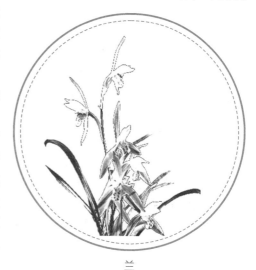

兰

的情趣。

然而，洪亮吉的古风《盆蕙盛开》应是代表一种别样的心情："东南卅步回廊直，香气出门如索客。寻香觅蕊淡不分，花叶稍分浅深色。一枝亭亭凡九朵，根蒂尚带山中沙。君不见，离山更忆居山日，万朵奇花一钩月。""根蒂尚带山中沙"的落山兰"离山更忆居山日"是完全可以理解的，那"万朵奇花一钩月"的自然壮观，的确也比"深院回廊"更加令人神往！

画兰五十载的郑板桥在他的兰花诗中说得更直截了当："兰花质性本清幽，卖与人间不自由""画兰且莫画盆罂，石缝山腰寄此生""兰花本是山中草，还向山中种此花。尘世纷纷植盆盎，不如留与伴烟霞。"这充分表达了一种回归大自然的美学追求。

兰是兰科多年生草本植物，原产我国，是中国传统十大名花之一。早在春秋末期，越王勾践便在渚山（今浙江绍兴）种兰。魏晋时，兰花已被用作点缀园林、美化环境。曹子建的《清夜游西苑》诗就有"秋兰被长堤"之句。唐宋以后，种兰已经十分普遍，而且东传日本，兰花的品种也日益增多。明代是我国栽培兰花的昌盛时期，直至清代，种兰技艺又有进一步的发展。如今，兰花在全世界已拥有750多个属，逾30 000种，可供观赏的也有几千种之多。

也有人考证说，《绝越书》中的"勾践种兰渚田"应解析为"勾践在兰渚种田"，而不能误解为"勾践在渚田种兰"；屈原"秋兰兮青青，绿叶兮紫茎""余既滋兰之九畹兮，又树蕙之百亩"所指的兰，并不是现在的兰。明代李时珍在《本草纲目》中就把可作药用的兰称为"兰草"，即如今菊科的佩兰、泽兰，唇形科的藿香之类；而把以供人观赏为主的兰科的兰称为"兰花"，以与"兰草"区别。

一般按花期可把兰花分为春兰、夏兰、秋兰、冬兰。例如春天的草兰碧如翡翠，黄似飞蝶；夏天的蕙兰花团锦簇，芳香四溢；秋天的建兰丛不盈尺，淡雅清新；冬天的墨兰自甘淡泊，清香幽远。人们熟悉的大理雪兰，云贵金边棱、硬叶素，兰州武陵素心兰，四川蕙兰红香妃，杭州春兰绿云，广东的小桃红，台湾的红花线等都是"寸心原不大，容得许多香"的名种。

观赏兰的花、叶、根也有药用价值，既可鲜采洗净即用，也可晒干贮存备用。其味辛性平，具有滋阴清肺、化痰止咳的功效。

不过，把兰花当药，我都有些于心不忍呢！

• 荔枝花发几人知 •

从小生活在岭南，天生就有吃荔枝的福分，也许得来容易，反而没有苏大学士那种"日啖荔枝三百颗，不辞长作岭南人"的感慨。

人们吃荔枝都爱挑选皮薄肉厚、个大核小的品种，"挂绿""糯米滋""桂味"等均属享誉中外的佳品。小时的我却偏爱吃那"孬种"，因其中有大大的果核，切去上端三分之一，再插上一小段竹签，便成为一个小陀螺，可供志同道合的小朋友们玩好一阵子。

荔枝也叫"离支""大荔""丹荔""火山荔""丽枝""勒荔"等，属无患子科常绿乔木，分布于广东、福建、广西、云南、四川、台湾等地。果树高 5～10 米，树叶呈羽状复叶互生，披针形，有光泽。

春季，枝头顶端盛开着圆锥花序的白绿或淡黄色小花；夏天满树挂果，由绿变红，沉甸甸的。丰收给果乡的男女老少带来了踏踏实实的喜悦和忙碌，直到把果实采摘完毕，果树旁只留下大货车的车辙，果树上不时传来收集遗留果实的小孩的笑声。尽管告诫小孩、路人勿摘果实的小纸板还在树梢随风飘动，却再也没有抽旱烟的老爷爷、做手工活的老奶奶坐在树荫下守望。在孩子们的心目中，那残留的荔果特别好、特别甜，外表畸形、发育不良的"小个子"，果核也特别微小。那时节，谁的家中没有一串串新鲜荔枝，但孩子们更喜欢这留在树上的"天赐良机"。

把荔枝暗红色果皮和一层薄薄的白色果皮内层剥去，便露出晶莹如白玉的果肉，置于掌上，并不湿手，放入口中，那清香、甜美的果汁直沁心脾。如此美妙的佳果，自古就被当作贡品呈献给"天子"。那时候，由于路途遥远，交通不便，虽是上上的品种，到皇上吃到时早已丧失了新鲜的风味。尽管色、香、味都已打了折扣，却仍然十分诱人。"一骑红尘妃子笑，无人知是荔枝来"，说的就是唐玄宗动用传递军机要件的快马运送荔枝与杨贵妃共享的故事。

早年路经广东东莞，亲友赠送荔枝一篮，果皮青绿，酷似未成熟的样子。我心想，尝新也不必如此焦急。主人似乎看出我的疑惑，微笑告知这是一种早熟的新品种"妃子笑"。剥开"妃子笑"其貌不扬的薄薄果皮，果肉饱含的果汁特别清甜，让我这个饱尝荔枝的"老岭南"都眼界大开，难怪它

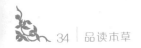

被封为"妃子笑"的美名了。

根据《中药大词典》记载：荔枝性温，味甘酸，果肉含葡萄糖、蔗糖、蛋白质、脂肪，还有维生素 C、维生素 A、维生素 B，叶酸、柠檬酸、苹果酸，以及游离精氨酸和色氨酸，具有生津、益血、理气、止痛的功效，可治疗烦渴、呃逆、胃痛、瘰疬、疔肿、牙痛、外伤出血等症。荔枝叶可治烂脚、耳后溃疡；荔枝壳含多酚氧化酶，可治痢疾、血崩、湿疹；荔枝核性温、味甘涩，有温中、理气、止痛之功效，可治胃脘痛、疝气痛、妇女血气刺痛；荔枝根可治胃寒胀痛、疝气、遗精、喉痹等。例如，用荔枝核一钱，木香八分为末，即成"荔香散"，以清汤调服，可治心腹胃脘久痛，屡触屡发者。也可用荔枝核一枚，煅存性，调酒服，治心口疼和小肠气。

明代林叔学有一首《荔枝花》诗："只向闽乡说荔枝，荔枝花发几人知？幽香阵阵微风里，苞蕊还分雄与雌。"的确，荔枝作为珍果备受青睐，称誉之词不绝于耳，而淡雅幽香、别具风韵的荔枝花反被冷落了。

当密集的白绿或淡黄色小花为一棵棵荔枝树披上新装，果农的心也悬在树梢，他们祈求风调雨顺，祈求这盛开的花能变成丰收的果。在荔枝花发出的阵阵幽香中，还有一群群蜜蜂，忙碌于枝头和蜂箱之间。荔枝树下的蜂箱，是养蜂专业户设置的，他们祈求把每一朵荔枝花所饱含的蜜汁和别具一格的花香，永久地保存在蜜糖中，祈求明年仍然是一个荔枝花盛开的"大年"。

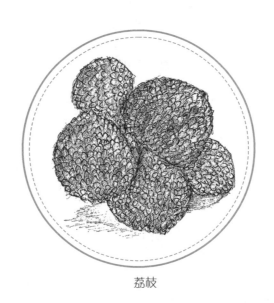

荔枝

● 莲 ●

莲，又名荷。其叶、梗、花、果、实、地下茎均可入药。

常说"近朱者赤，近墨者黑"，而莲却"出污泥而不染"，显得特别可敬。

儿时，只知摘一片墨绿色的莲叶翻转过来戴在头上，幻想自己成了"武士"，成了"侠盗"，在炎炎烈日之下，大摇大摆，装腔作势。及至奶奶把它们没收了去，放在开水里煮，接着便有一碗清热解暑的莲叶水下肚。印象中，喝了莲叶水的夜晚，往往睡得最香甜。

少年时，与同学结伴下乡，行走在夏日的塘边小道，又领略了莲的另一番风采。路旁接二连三的莲塘在似火骄阳曝晒之下，散发出阵阵的清香。塘中的莲花在一片片绿油油的莲叶烘托之下，像一个个薄施脂粉的少女，亭亭玉立，笑迎远道而来的客人，这使我们的步履似乎轻松了许多。

莲的柄名荷梗，叶名荷叶，花蕊名莲须，果壳名莲蓬（莲房），种子名莲子，胚芽名莲心，地下茎名藕，都可供药用。莲含有多种生物碱、淀粉、蛋白质、脂肪和丰富的维生素，性味甘、平、无毒。莲子有镇静安神之效；莲心有降血压和强心之功；莲须可作收敛镇静之用；莲蓬、荷叶、荷梗均有止血、止泻之能；可当日常蔬菜的莲藕，鲜用可清热泻火，炒炭可消瘀止血。

十几年前，去"人间天堂"杭州，莲又留给我一个深刻的印象。在西湖湖心亭内小憩时，服务员把一匙藕粉，一匙砂糖放在一个瓷碗里，然后冲入开水调成一碗晶莹如玉的藕粉，那捧近口唇时的清香，那品尝之后的满足，似乎比那名刹古寺、湖光山色更令我久久不能忘怀。

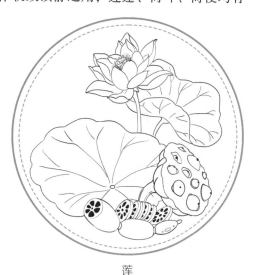

莲

● 曼陀罗花天上香 ●

曼陀罗曾带给我一种十分神秘的、令人崇敬的感觉。《法华经》载："佛在说法时，天雨曼陀罗花。"与佛祖沾了边，曼陀罗花自然也跟着超凡脱俗起来。

在1 700多年前，我国的名医华佗就已经能够刮骨疗毒，剖腹开颅。他让患者在手术前服用"麻沸散"，"须臾便如醉死"（《三国志·方技传》），"既醉无所觉，因刳剖腹背，抽割积聚；若在肠胃，则断截湔洗，除去疾秽，既而缝合，敷以神膏，四五日创愈"（《后汉书·华佗传》）。可惜华佗精湛的医疗技术，连同他所发明的"麻沸散"的配方都失传了。经后人考证，大多数人认为"麻沸散"中的主要药物就是曼陀罗花。李时珍在《本草纲目》中也说到，用曼陀罗花酿酒，饮之能使人笑，饮之能使人舞。这些记述更使曼陀罗显得神秘莫测。

据说"曼陀罗"是印度古代梵语"杂色"的译音，曼陀罗又被称为洋金花、风茄儿、广东闹羊花、大闹杨花、大颠茄、猪颠茄、猪波罗、闷陀罗、醉仙桃、大麻子、醉葡萄、狗核桃、老鼠愁、金盘托荔枝。曼陀罗属茄科一年生草本植物，原产亚热带及热带地区，我国东南、西南都有分布。它春生夏长，独茎直上，生不旁引，绿茎碧叶，株高可达1.5米。叶的外形与茄叶十分相似，叶片与叶片相对互生。夏秋时节开花，不同种的曼陀罗花色不同，白色的、淡蓝色或淡紫色的花朵长7～10厘米，形似牵牛花，喇叭状的花冠分六瓣，晨开夜合。8—10月，曼陀罗结出蒴果，果实的表面密生短而粗的刺，至成熟时蒴果不规则地开裂，其中有许多近似肾形的小籽。

中药典籍记载的曼陀罗，包括白曼陀罗、毛曼陀罗、欧曼陀罗、

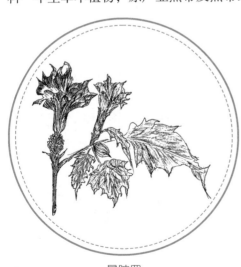

曼陀罗

紫花曼陀罗、无刺曼陀罗和重瓣曼陀罗等，它们的根、花、叶、种子都可以入药。其性温，味辛，有毒，有定喘、祛风、麻醉、止痛的功效，可用作哮喘、惊痫、脚气、风湿痹痛、疮疡疼痛的治疗和外科手术的麻醉。

现代药物研究发现，曼陀罗的根、花、叶、种子含有东莨菪碱和莨菪碱等生物碱。其中，曼陀罗花所含的生物碱含量最高，且以东莨菪碱为主，莨菪碱次之；曼陀罗叶则相反。有趣的是，曼陀罗叶与曼陀罗根的生物碱含量在一天之中是不同的：叶的生物碱含量从23点以后逐渐增加，次日7点以后又逐渐减少；根的生物碱含量则在白天逐渐增加，至18点含量最高，而后又逐渐减少。曼陀罗花在盛开期的生物碱含量最少，花蕾期居中，而凋谢期最高。因此，不同时间采集的曼陀罗根、曼陀罗花和曼陀罗叶，其治疗效果也不相同。

东莨菪碱对中枢神经系统有显著的镇静作用，一般剂量可使人感到疲倦，进入睡眠，也可缓解情绪激动等。由于东莨菪碱有抑制大脑皮层和中脑网状结构上行激活系统的作用，故可作为麻醉前用药，以及与冬眠药物联合用作中药麻醉。另外，东莨菪碱对呼吸中枢的兴奋作用、抗晕动作用与治疗帕金森病的作用，都比阿托品强，而外周作用与阿托品相似，即具有散瞳、麻痹眼调节、抑制腺体分泌、解救有机磷农药中毒和改善微循环，从而发挥抗休克的作用。

曼陀罗有毒，应用时必须十分谨慎，应在医生的指导下服用，无瘀积、体虚弱者禁用曼陀罗。曾有报道，有人吃曼陀罗子3粒即引起中毒；有人为缓解气喘，把曼陀罗叶当烟草抽而引起中毒；有人用曼陀罗叶外敷（治皮肤溃烂、水泡）引起中毒。中毒时可出现口干、口渴，皮肤发红、干燥，头晕，瞳孔散大，心跳加快，躁动，抽搐，痉挛等症状，严重中毒时血压下降、昏睡，甚至呼吸停止而死亡。

发现中毒后，要积极采取急救措施，如洗胃、催吐、导泻等。

尽管人们已经掌握不少曼陀罗的药学知识，而它对我依然有着一分神秘，就如我对它也依然存有一分敬意。宋代政和三年（1113）进士陈与义咏物抒怀的《曼陀罗花》曰："我圃殊不俗，翠蕤敷玉芳。秋风不敢吹，谓是天上香。烟迷金钱梦，露醉木蕖妆。同时不同调，晓月照低昂。"他把金钱花迷梦于烟雨迷雾，木芙蓉沉醉于金风玉露，而曼陀罗花超凡脱俗、雅洁晶亮、凛然与晓月争辉的形象描绘得淋漓尽致。好个"秋风不敢吹，谓是天上香"，曼陀罗花既然是佛祖讲经说法时从天而降的"天上香"，肃杀的秋风对它又有什么淫威可发呢?！

• 美丽圣洁百合花　益志强身地下茎 •

在我的家乡有一种土生土长的百合，叫"麝香百合"。它的花朵白里带微黄，6片花被围成一个硕大的喇叭形，故又有"喇叭筒"的别称，它与花朵红而有黑点的"珍珠百合"大相径庭。《广群芳谱》说百合"花叶根皆四向""有麝香、珍珠二种"。其实花大色艳、单生或数朵生于茎顶的百合又何止两种。百合花色众多，有红黄、淡红、大黄、纯白、乳白而外面略带紫褐晕等，其花和叶的形状也略有差异，唯其鳞茎皆近球形，并由众多的白色鳞片紧密抱合而成，故名"百合"。鳞茎的先端鳞叶开放时，有如栩栩如生的莲花，那立于"莲花"之上的植株，免不了令人产生"南海观世音"的联想。

古今中外，百合花在人们的心目中都是美丽而圣洁的。1997年9月6日，英国报道戴安娜王妃葬礼的节目中，多次出现戴安娜王妃灵柩上安放着的百合花圈的特写镜头，它表达了人们对这位国际知名的"爱心大使"的崇敬和哀悼。

百合是百合科百合属多年生草本植物，有百合蒜、山蒜头、番韭、重迈、中庭、重箱、摩罗、强瞿、强仇、中逢花、夜合花等众多别名。年轻时我在乡间曾有过栽培百合花的念头，了解过百合的相关种植知识。百合一般用鳞茎繁殖，每年秋季下种，第二年春天出苗；叶出四面，互生无柄，形似柳似竹，其上有平行叶脉5条；夏季开花，花的香味浓郁，不宜放置在密闭的房间里，会使人眩晕、失眠；地上茎直立，圆柱形，高0.5～1米；地下茎主要是鳞茎，就是可作药材和干果的百合。可惜当时一直无机会付诸实践。

后来，我离开了农村，没了那广阔的天地，但听友人介绍说，百合可以盆栽。9—11月下种，下种鳞茎时宜浅，以后随鳞茎的逐年增大再适当添加盆土；上盆定植后，保持10℃以上温度即可安全过冬；翌年春天发芽出苗后充分接受阳光照射，适当施肥，即可开花。按自然生长规律，百合是春天抽芽，秋天枯萎，自然花期是5—9月，但在人工栽培下，通过温室和冷藏等处理，可使植株终年不枯，花期可提前或推迟延长。然而，友人的经验之谈又一直被束之高阁。也许我和百合还欠缺点缘分吧。

百合的地下鳞茎有药用价值。《中国药典》所载百合为开红色花、有褐色斑点、花被片明显外卷的卷丹、百合和细叶百合。百合性平，味微苦，有润肺止咳、宁心安神的功效。百合入药已有两千多年的历史，《神农本草》中就已有记载。《唐本草》《图经本草》《救荒本草》等也都对百合进行了考证和描述。

民间也流传着很多用百合配伍其他药材治病的简方，如百合与大枣配伍，百合与乌药配伍，百合与莲心配伍，百合与茅根配伍，百合与知母配伍等。中医临床上常用百合治疗肺痨久咳、痰血，虚烦惊悸及脚气浮肿等症，对肺结核、慢性肝炎、慢性支气管炎、胸膜炎、咽炎、神经衰弱等有较好的辅助疗效。

现代研究发现，百合的地下鳞茎富含蛋白质、脂肪、淀粉、糖、维生素 B_1、维生素 B_2、维生素 C 等营养成分，除作药用外，还是日常和宾馆宴席的美味佳肴。用新鲜的百合与肉片一起爆炒，气味清香，味道鲜美；用百合与糯米同煲粥，或百合与薏米同煲粥，不仅味道可口，且营养丰富；百合与绿豆煮汤，还是夏季理想的清凉解暑之品，新婚喜宴上，莲子百合羹既味道甜美，又有"百年好合，早生贵子"的美好寓意。

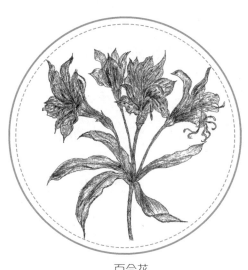

百合花

● 木瓜与番木瓜 ●

木瓜是蔷薇科落叶灌木（或小乔木），又名贴梗海棠、皱皮木瓜等。植株高可达二三米，树冠覆荫，叶茂花繁，姿态婆娑，既是我国土生土长的著名观赏花木，又是传统的药用植物。春末夏初，繁葩满树，或朱或粉，娇柔红艳；秋风乍起，果实玲珑，或黄或绿，气味芳香，素有入药祛病之功。

《诗经·卫风》曰："投我以木瓜，报之以琼琚。匪报也，永以为好也……"回想小时候一字一句跟着老师念"投我以木瓜……"宋代张舜民的《木瓜花》诗有"天教尔艳足奇绝，不与夭桃次第开"之句，表现了木瓜花高洁、自重的美好形象。唐代才子刘言史的《看山木瓜花》云"柔枝湿艳亚朱栏，暂作庭芳便欲残。深藏数片将归去，红缕金针绣取看"，更是抒情含蓄、状物寄意，歌颂多情女子的坚贞爱情。

木瓜的果实卵圆形或球形，与硕大的番木瓜不同，它的直径仅有 10～15 厘米，可制成蜜饯或者经过浸酒、蒸制、日晒夜露、文火炒微焦等炮制过程而供药用。据《中国药典》记载：木瓜性温味酸，入肝、脾经，有去湿舒筋、平肝和胃的功效，是治疗湿痹和脚气的重要药物。药物分析证实，木瓜含有皂苷、苹果酸、酒石酸、柠檬酸、维生素 C、黄酮类、鞣质等成分。

历代医家认为"木瓜，但可臣、佐、使，而不可以为君，乃入肝益筋之品，养血卫脚之味"（《本草新编》）；"用其酸敛，酸能走筋，敛能固脱，得木味之正，故尤专入肝益筋走血"（《本草正》）；"血为热迫，筋转而痛，气为湿滞，筋缓而软，木瓜凉血收脱，故可并治"（《得配本草》）；"木瓜气味酸涩，既于湿热可疏，复于损耗可

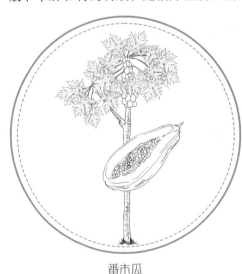

番木瓜

敛，故能于脾有补，于筋可舒，于肺可敛……然使食之太过，则又损齿与骨"（《本草求真》）。

小时候，我其实并不理解"匪报也，永以为好也"的真谛，心中木瓜的形象，也是张冠李戴。因为"祖籍"南美洲的"岭南木瓜"（番木瓜）以它特有的香甜软滑，早已在我幼稚的脑海中留下深刻的印象，以至于把这外来的"移民"错当"土著"。番木瓜，因原产南美洲热带地区，故冠以"番"字，并干脆有"番瓜"之称。在两广地区，人们普遍把番木瓜叫木瓜或广西木瓜、岭南木瓜，又叫乳瓜。在四川一些地区，人们则称番木瓜为石瓜。此外，番木瓜还有万寿果、冬瓜树等别称。

番木瓜为番木瓜科番木瓜属热带软木质小乔木，高 2～8 米，茎直立单一，树干上留有螺旋状排列的粗大叶痕。叶柄中空，近乎圆形，有 5～9 个深裂的叶片聚生茎顶，每一裂片又有多数的羽状分裂，远望如同一个个张开的巨掌，正在向人招手。

番木瓜品种繁多，普通番木瓜产自广东各地，果实呈倒卵形，状如电灯泡，个头硕大，可达到 5 公斤；岭南木瓜，果重 0.5 公斤左右，果肉厚果形长圆，果皮金黄；南洋木瓜产量高，果味香甜，具特殊玫瑰香味；兰茎木瓜，树高半米即可结果，果实也很大，重 2～4 公斤，肉厚味甜，含糖量特别高。

番木瓜的叶、茎折损后有白色乳汁流出。果矩圆形或卵圆形，长 15～40 厘米，表面光滑。果幼时绿色，较硬；成熟时橙黄色，皮薄，肉厚，呈软膏状，微香，味甜。果肉内壁着生大量黑褐色或灰褐色种子。全年开花，四季结果，而以夏天结果最多。番木瓜味甘性平无毒，有滋养、消食、催乳、舒筋通络、杀虫的作用，含丰富糖分、蛋白质、脂肪、多种维生素、有机酸、番木瓜蛋白酶、凝乳酶、番木瓜碱等。

番木瓜碱有一定的抗肿瘤细胞活性，如抗淋巴性白血病细胞。其浆汁及木瓜蛋白酶可用于驱绦虫、蛔虫、鞭虫，木瓜蛋白酶能帮助蛋白消化，可用于慢性消化不良、胃炎，还可用于有坏死组织的创伤，慢性中耳炎，溶解白喉伪膜，烧伤时的酶性清创。浆汁中的白蛋白性物质有显著的抗凝作用。实验研究发现，番木瓜碱对中枢神经系统有麻痹作用，对心脏有抑制作用，中毒的主要症状为头晕、头痛、恶心、呕吐、呼吸困难、心悸、惊厥、抽搐，可死于呼吸麻痹及心功能衰竭。木瓜蛋白酶有可能引起过敏，静脉注射可能引起过敏性休克。然而，番木瓜作为富有营养价值的佳果，生食或做菜均未见有中毒的报道。

时至今日，木瓜与番木瓜都给我留下了美好的印象。

• 木棉花开火样红 •

南国的暮春，有一种大乔木在乍暖还寒时节参天吐艳，盛开着火红的花朵。那就是被誉为"英雄树"的木棉树。

在我工作单位的大院里，就有数棵木棉树。每年，它们顶着暮春的寒风细雨，在凌云的树梢绽开一朵朵红彤彤的木棉花。仰望木棉树那粗壮魁伟的枝干，那布满枝头、早于叶而争先开放的硕大花朵，犹如一把把熊熊燃烧的火炬，呼唤着人们一起来拼搏、奋战、创建更美好的明天。整个大院的气氛好像变了，变得那么热气腾腾；人们的心情也好像变了，变得更加奋发向上。几十年来，这几棵英雄树与大院同步发展，已经长成二三十米高的参天大树；院子里的人们，对它们也怀有一年深似一年的情感。面对南国众多的奇花异卉，为何广州市把木棉定为市花？我想，我们这个院子里的人会讲出最富亲身感受的精彩答案。

其实，木棉并非广东特产。在我国的广东、广西、福建、台湾、海南、云南、四川、贵州等地，在越南、缅甸、印度、马来西亚和澳大利亚等国家都可以见到木棉树的雄健身影。

名列南宋四大家的杨万里，就是在福建漳州见到为南国的春天增添异彩的木棉之后，写下了一首赞美木棉花的小诗："姚黄魏紫向谁赊？郁李樱桃也没些。却是南中春色别，满城都是木棉花。"诗人巧妙地用名贵"姚黄魏紫"的洛阳牡丹的凋落和通常占尽春光的"郁李樱桃"的衰败，来反衬别开生面地给南国带来奇丽、壮观的暮春景色的木棉花，从而赞颂木棉花那大气磅礴、不畏艰难逆境的英雄品格，引起人们的共鸣。

《花镜》形容木棉："花似山茶，开时殷红如锦。结实大如酒

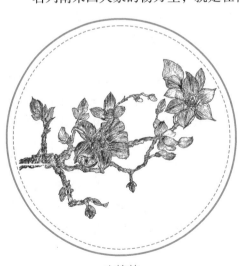

市棉花

杯，絮吐于口。"而《本草纲目》称"木棉有草、木两种。交广木棉，树大如抱。其枝似桐。其叶大，如胡桃叶，入秋开花，红如山茶花，黄蕊，花片极厚，为房甚繁，逼侧相比。结实大如拳，实中有白绵，绵中有子"则不够准确。《中药大词典》言："古书所载的木棉，常与锦葵科棉属植物混淆不分。"《本草纲目》所谓"草木棉"者，应是锦葵科棉属植物；"交广木棉"才是真正属于木棉科的木棉树。

木棉有"红棉""琼枝""古贝""英雄树""斑枝花""攀枝花"等别称。它三月开花，五月结果。果实如不及时采收，则可自行开裂，飞散出一团团棉絮，携带着一颗颗种子，随风飘向四面八方。儿时，有多少遐想，随着空中的棉絮袅袅飘荡。这应是大自然赋予木棉"传宗接代"、扩展生存空间的一种手段，让轻飘飘的棉花团，把它的种子带到远方生根、发芽，生长、繁衍。

木棉的纤维较粗，并不适宜纺纱织布，但耐压且不怕水浸，是制作枕芯的良好材料。

春季木棉花盛开时，采摘鲜花或及时收集落花，晒干后置通风干燥处，防潮保存，便成可供药用的木棉花。这在木棉的产区，几乎是家喻户晓的事情。在我们大院内，每到木棉花开，总有老妇、小孩，拾取木棉的落花，晒干后用一根细绳把它们穿成一串，挂在通风的屋檐下。木棉花可用来煎水当凉茶饮用。药用木棉花以朵大、完整、色鲜者为佳。木棉花性凉，味甘、淡，具有清利湿热，解暑的功用，可用于治疗大肠湿热、泄泻、痢疾、血崩、疮毒、慢性胃炎等症。

木棉的树皮和树根也可入药。广东有人把木棉的树皮当作"海桐皮"入药，称作"广东海桐皮"。木棉皮味苦（或辛、或涩、或甘），性平（或凉），既可煎汤、研末内服，也可外用煎汤浸洗患部，能宣散风湿、清热利湿、活血消肿，可治疗慢性胃炎、胃溃疡、泄泻、痢疾、腰脚不遂、血脉顽痹、腿膝疼痛、疮肿、跌打损伤等。木棉根也具有清热利湿、收敛止血的作用，可用于慢性胃炎、胃溃疡、产后浮肿、赤痢、瘰疬、跌打扭伤等。木棉的新鲜根、皮，既可煎水内服，也可浸酒外搽或捣烂外敷。《广州植物志》还认为："木棉幼根可作补剂和收敛剂。"

如今，暮春又到南国。被誉为"英雄树"的木棉，又盛开火一样红的花朵。面对木棉树那勃勃英姿，想起它对人类的奉献，更令我深信那一句话："英雄的外表并无统一的模式，而英雄的内涵必定包含着舍己为人！"

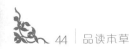

● 南橘北枳 ●

　　战国时期，齐国出了一个幽默风趣、能言善辩的大臣，名叫晏婴。他屡次出使，凭借自己的才学和机智，体面地完成了使命。

　　一次，齐景公派遣晏婴出使楚国。楚王事先布置一番，准备羞辱在列国中颇有名望的晏婴。当晏婴来到楚国时，楚王在宫中设宴招待他，席间，有两个小官吏押送一个犯人从庭前经过，楚王问："是什么人？犯了什么罪？"小吏回答："是齐国人，是偷东西的贼！"楚王瞧着晏婴，不无嘲讽地说："齐国人真是善于做贼啊！"晏婴不慌不忙地站起身来，对楚王讲："我听说，橘树生长在淮南就长出橘子，生长在淮北则长出枳实，叶子虽很相似，但味道并不相同。为什么会这样呢？因为水土不同啊。如今，人民在齐国不做盗贼，到了楚国却变成了盗贼，是不是楚国的水土使人善于偷盗呢?!"在晏婴机智的反唇相讥之下，楚王只好佯作笑脸说："真不该与圣人开玩笑……"

　　这则楚王自己也承认"寡人反取病焉"的故事，见于《晏子春秋·内篇杂下》"橘生淮南则为橘，生于淮北则为枳，叶徒相似，其实味不同。所以然者何？水土异也。"成语"南橘北枳"即用来比喻同一事物因环境不同而发生变异，或比喻人因环境的影响而品质变坏。

　　"南橘北枳"也符合现代医学中机体与环境相统一的观点。从这一观点出发，任何疾病都是环境（外因）与机体（内因）相互作用而造成的一种特殊的生命过程，这一过程，可以伴随机体组织器官形态、代谢和（或）功能的改变。鉴于遗传因素是构成内因的主要因素，一些医学家就把疾病的发生，归结为遗传因素与环境因素相互作用的结果。

　　然而，在某一具体疾病的发生中，遗传因素与环境因素的相对重要性是有很大的差别的。例如，一些染色体病的发生由遗传因素引起；一些物理、化学创伤由环境因素引起；而更多的疾病是由不同比例的遗传因素和环境因素共同引起的。具体分析起来，大致可分为下列三种类型：

　　第一类是遗传因素起主导作用的疾病。例如，苯酮尿症、血友病、多指症、白化病、先天愚型等，是由遗传基因、染色体变化而引起发病的。

　　第二类是遗传因素与环境因素都对其起重要作用的疾病。例如，高血压、糖尿病、冠心病、精神分裂症、葡萄糖－6－磷酸脱氢酶缺乏症等，是由遗传因素造成机体易患某种疾病（医学上称之为"遗传易感性"），并在相应的环境因素作用下引起发病的。

第三类是环境因素起主导作用的疾病。例如，机械创伤、烧伤、冻伤、潜水病、高山病、辐射病、中毒、伤寒、痢疾、霍乱、疟疾、地方性甲状腺肿、克山病等，是由物理、化学、生物、营养等社会环境因素而引起发病的。

事实上，人体因环境因素的影响而发病，就如同"南橘"因水土之不同而化为"北枳"一样。现代医学科学的进步，为改善人们的生活环境，减少或防止环境因素的致病作用提供了条件。可以预计，由环境因素的影响而引发的疾病将会不断减少。随着分子生物学、基因工程技术的发展，遗传因素所引发的疾病，也将逐步获得有效控制。人体的健康水平和人们的生活质量将会大幅度提高，就如同现在淮河以北也可以培植出甜蜜的橘子一样。

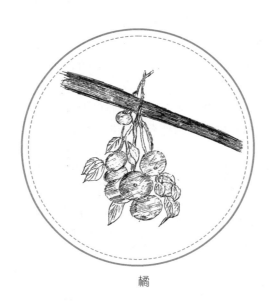

橘

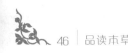

● 牛溲马勃 ●

成语"牛溲马勃"用来比喻不值钱的东西。究竟牛溲马勃是什么呢？"牛溲"不仅仅是字面所说的"牛尿"，还可指生长于田野上的车前草；"马勃"与"马"毫不相干，是一种菌类植物。牛溲、马勃为田野上土生土长的"下贱之物"，用来比喻不值钱的东西，也就顺理成章了。

其实，牛溲、马勃并不是"不值钱的东西"，而是可以治病救人的中草药，是"很有价值的东西"。韩愈在他的《进学解》中写道："玉札丹砂，赤箭青芝，牛溲马勃，败鼓之皮，俱收并蓄，待用无遗者，医师之良也。"说明了牛溲、马勃的药用价值。

被称为"牛溲"的车前草，还有"苤""牛遗""当道""虾蟆衣""地胆头""车轱辘菜""牛耳朵棵"等二十几个别名。

相传西汉名将马武，在一次战斗中被围困在一个荒无人烟的地方。在盛夏酷暑、饥渴劳累交加之下，马武的兵马病的病、死的死。生病的士兵和战马，小便都点点滴滴、混着鲜血。正当众将士束手无策之际，一个马夫发现几匹原来尿血的病马的病态消除了，马夫通过细心的观察发现，病愈的马是吃了一种似牛耳朵的野草。于是马夫也拔了几棵同样的野草吃了，不久，他自觉精神好转，不再尿血了。马武得知这一消息，马上号召全体将士，随着马夫的指引，到大车前面，那长满似牛耳朵的野草的地方，挖吃这种野草。几天之后，马武的兵马，病全好了。马武哈哈大笑说："真乃天助我也，好个车前草！"从此，那似牛耳朵的野草便叫"车前草"。

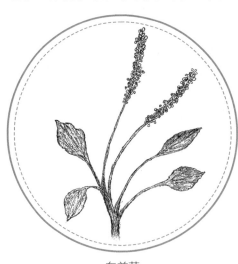

车前草

文献记载用车前草治病首见于明代李时珍"车前子治愈欧阳修痢疾"的医案。其中记载了宋代欧阳修患急性痢疾，皇室御医不能医治，后欧阳修的夫人寻得一方，仅单独用车前子研末，米汤送服，竟然药到病除的事迹。《药性论》《医林纂要》《名医别录》《本草汇言》等也都介绍了车前草的药用价值和疗效。车前草遍布全国各地，是车前草科多年生草本植物车前与平车前的全株，叶、根、种子，均具疗效。治愈欧阳修痢疾的车前子，即车前草的种子。车前子与车前草的根、叶，均属性寒、味甘、无毒之药物，根、叶入肝、脾经，种子入肾、膀胱经，具有利水、清热、明目、祛痰的功效，可用于治疗小便不通、淋浊、带下、黄疸、血尿、暑湿泻痢、咳嗽多痰、湿痹、目赤障翳、喉痹乳蛾、鼻衄、皮肤溃疡、毒疮疔等症。

马勃也有众多的别名，如"马庀""马屁勃""马庀菌""灰菇""马屁包""牛屎菇""牛屎菌""人头菌""鸡肾菌""药苞""地烟""灰菌"等。马勃科脱皮马勃、大颓马勃、紫颓马勃的干燥子实体，就是中医处方中的马勃。在内蒙古、河北、陕西、甘肃、新疆、青海、江苏、安徽、湖北、湖南、贵州、广西、福建、海南等地的空旷草地上，均可见到脱皮马勃、大颓马勃、紫颓马勃。每年7—9月，当子实体刚刚成熟时就要及时采收，拔起后去除泥沙，晒干备用。梅雨季节，马勃的生长特别快，4～5日即已成熟，过早或过迟采收，均影响药物的质量。

马勃性平，味辛，归肺经，具有清肺、利咽、解毒、止血的功效，可治疗喉痹、咽痛、咳嗽、失声（风寒劳咳失声者忌用）、吐血、衄血、外伤出血等症。《圣惠方》《经验良方》《普济方》《摘元方》《袖珍方》《外科良方》等记载了不少含马勃的处方。现代医学研究证明，马勃外用止血和抑菌作用良好。《本草从新》还特别指出："每见用寒凉药敷疮者，虽愈而热毒内攻，变生他病，为害不小，惟马勃辛平而散，甚为稳妥。"

张寿颐认为马勃"内服外敷，均有捷验""不可以其微贱之品而忽之"。说到这儿，想起家乡一句"爱是瑙，勿是草"的俗话，意思是说，一件东西，你需要它，它就如同珍珠玛瑙那样珍贵；你不需要它，它又如同野草那样下贱。这句富含哲理的俗话，真是牛溲、马勃身价变化的绝妙注脚。

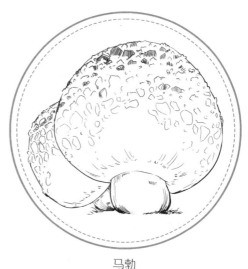

马勃

• 恰似匀妆指 柔尖带浅红 •

在家务方面，我是名副其实的"大懒虫"。家乡有句土话，"唔惜尾仔雷爱扣"，意思是"不疼爱最小的孩子要遭雷轰"。我恰好就是"尾仔"，于是在家中备受照顾，及至长大成人成家，家务又全由我孩子的妈代劳。我偶尔上一次菜市场，就会受到一家老少异口同声的表扬，孩子妈一年365天的辛劳，反而习惯成自然，不足为奇了。

我最近一次受到表扬，是我跟一个菜农买了几块他自产的子姜。当时，我看到那一块块子姜，如同一个个巴掌，心中忽然闪现"恰似匀妆指，柔尖带浅红"的诗句。虽记不起诗是何人所作，但它的确是眼前的子姜生动的写照，一桩桩有关姜的往事已在我的脑海中回荡。

姜，一般分为新姜、子姜（紫姜）、老姜。老姜是母姜，即种姜；子姜是从老姜新长出的未成熟的姜芽；姜芽成熟以后便叫新姜。我国以及印度、东南亚、马来西亚等地，同是姜的故乡。《礼记》中"楂梨姜桂"之句，也许就是我国最早的有关姜的文字记载。《吕氏春秋》中"和之美者，蜀郡扬朴之姜"的说法，是对姜的味道的赞美。《本草纲目》对姜则有详细的描述："初生嫩者其尖微紫，名紫姜或作子姜。宿根谓之母姜也……姜宜原湿沙地，四月取母姜种之，五月生苗如初生嫩芦，而叶稍阔似竹叶，对生，叶亦辛香。秋社前后新芽顿长，如列指状，采食无筋，谓之子姜……霜后则老矣。""姜，腥而不荤，去邪辟恶，生啖熟食，醋、酱、糟、盐、蜜煎调和，无不宜之，可蔬可茹，可果可药，其利薄矣。"

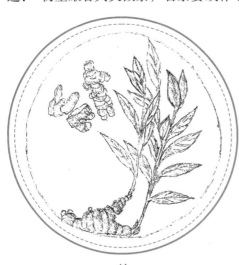

姜

"文革"时我在乡下当医生。一个农友想在那贫瘠沙质的山坡"自留地"上种姜，悄悄问我要点钱。他胸有成竹地对我说："种姜定不亏本。一块不足一两重的母姜，可催芽多个，分开种下地去，便能萌生多个小姜，小姜再生小姜，能长出几斤重的子姜来，那作种的母姜仍然可以卖钱。"《史记·货殖列传》中有"千畦姜韭，其人与千户侯等"之说，莫非他想当千户侯？后来，他真的因种姜发了点小财。

我女儿4个月大时，病得十分危重，三天三夜高热、抽搐、昏迷不醒，按"病毒性脑炎"治疗毫无效果，反而出现腹胀、间歇呼吸和周围循环衰竭。院里的同事私下劝说我们放弃抢救，但孩子的母亲硬是守着女儿，毫不气馁，用最小的头皮针，保持静脉给药的通路，夜以继日，兵来将挡，水来土掩，居然在第八天把女儿从死神的手中夺回来。其间，那隔着一片片老姜所进行的"隔姜灸"，缓解了令人担忧的腹胀，无疑为女儿摆脱死亡创造了转机。

若干年后，我那外科医生的职业病——十二指肠溃疡也日益严重起来。那时候，既没有什么雷尼替丁、奥美拉唑，也没有条件可以安排有规律的生活和治疗。与我相濡以沫的妻子，在她为病人悉心诊断治疗的同时，又增加了一个家中的病人在等待她的呵护。我既不愿躺上手术台，内科的常用药物对我又未能奏效，妻便收集民间的土方土法来为我治疗。其中一个方法，就是每晚睡前食"姜汁糯米粥"。

"姜汁糯米粥"的处方甚为简单，但操作起来也颇费功夫。按1斤糯米1斤老姜的比例，把姜捣烂，榨出的姜汁与事先筛去杂质的糯米均匀混合，晾干后收藏备用。妻每晚睡前就用这种自制的姜汁糯米煮粥一碗，加少量白糖，要我趁热吃下，果然效果甚佳，不仅能够安然入睡，半夜也未曾痛醒过。因而，姜又一次给我留下深刻的印象。

十四年的农村医生生涯，无数次与姜打交道。姜味辛、性温，入肺、胃、脾经，能发表，散寒，止呕，化痰，有治感冒风寒、呕吐、痰饮、喘咳、胀满、泄泻的作用，还有解半夏、天南星、鱼蟹、鸟兽肉毒的功用。而乡间任何一位普通的农妇，也能举出一大串姜的用途来。喝碗老姜汤驱散风寒，醋渍的子姜作小菜，姜丝炒牛肉，鱼头白菜下姜片均属家常；为产妇准备的生姜红糖猪手，生姜黑醋也成了习俗。民间对姜总是推崇有加。

就如患难之交，姜伴我走过多少崎岖的路，又共享多少喜怒哀乐。如今又见"恰似匀妆指，柔尖带浅红"的子姜，仿佛见到久违的老友，正面对我伸出双手笑问："你还记得我吗？"

● 妾容如桃萼　郎心如竹枝 ●

故乡的一片街区，有一排排茂密的夹竹桃。

每从夹竹桃丛中经过，总会想起宋代沈与求的《夹竹桃花》诗："摇摇儿女花，挺挺君子操。一见适相逢，绸缪结深好。妾容如桃萼，郎心如竹枝……"诗中巧妙地把夹竹桃"其花似桃，其叶似竹"的突出特征幻化为终身相守、品德高尚的恩爱夫妻，令人在欣赏夹竹桃的姣美外表之余，又增添了一分敬意。夹竹桃的叶片又像柳叶，它的枝条柔软，随风摇曳，宛如依依垂柳。因此，也有人把夹竹桃叫作柳叶桃。夹竹桃如此"月影遥风，枝叶如柳"，如此"布叶疏似竹，分花嫩似桃"，它使"鹦逐还疑蕊，鸾栖错认条"，兼收桃、柳、竹的姿彩，令历代文人不知为它花费了多少笔墨。

但夹竹桃的枝、叶、树皮、种子均含有夹竹桃苷，误食会引起中毒。接触枝叶折断后分泌的白色乳状液，皮肤可能会发生瘙痒、红肿等过敏反应。故有人提出公共场所不宜种植夹竹桃。然而夹竹桃不仅是观赏植物，对毒气、烟尘等有害气体有很强的抵抗和吸滞能力。经测定，每 1 平方厘米面积的夹竹桃叶子，能吸滞 5 克左右的灰尘而自身并不受到损害，在街道旁绿化带、厂矿，特别是化工生产厂区种植夹竹桃，是有益于环境的。

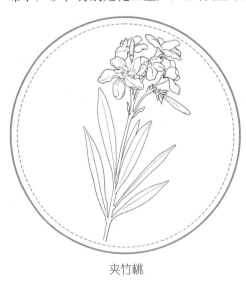

夹竹桃

夹竹桃还有柳桃、白洋桃、红花夹竹桃、拘那夷、拘拿儿、叫出冬、水甘草、九节肿、大节肿等别称。它是夹竹桃科夹竹桃属的常绿灌木，树高 2～5 米，茎直立而多分枝。条状披针形的叶子呈三叶轮生而少有对生，上面深绿色，下面淡绿色。夏秋季开花，聚伞花序顶生，花桃红色或白色，带有特殊的芳香气味。花期 6—10 月，而特别栽培的品种则长年开花不断。它原产印度、伊朗，故有"奇卉来异境，粲粲敷红英"之说，而现在我国各地均有栽培，庭院种植、盆栽摆设，处处可见，反显不出"异境奇卉"的珍贵来。

夹竹桃的叶、花、茎、皮、木质均有强心的作用。一般以夹竹桃叶和树皮入药。叶、皮四时均可采集，晒干备用或鲜采即用。其味辛、苦、涩，性温，有大毒，具强心、利尿、祛痰、定喘、镇痛、去瘀的功效，用于治疗心力衰竭、喘息咳嗽、癫痫、跌打损伤肿痛、经闭、冻疮等。其中以解除气促，降低心率的效果最为显著，消退水肿及利尿的作用次之。临床观察到使用夹竹桃后，呼吸、心率、血压恢复较快，而肺部湿啰音、水肿、肝大等消除较迟缓。夹竹桃还能缓解冠状动脉痉挛，故有缓解心肌梗死和心绞痛的作用。

有人将夹竹桃与另一种强心药物洋地黄相比较，观察到夹竹桃治疗高血压性心脏病、风湿性心脏病的心力衰竭的效果比洋地黄更好。但对有风湿性心肌炎（活动性风湿性心脏病）者，则不适宜用夹竹桃。民间还有人用夹竹桃叶来灭蝇、灭蚊、灭孑孓。然而，因为夹竹桃有毒，使用时应十分谨慎。

夹竹桃的毒性反应与洋地黄相似，但总的来说，其毒性比洋地黄低。有些人应用夹竹桃后出现恶心、呕吐。夹竹桃的毒性反应不仅与用量有关，还与各人的敏感性相关。敏感者服用小剂量的夹竹桃也可引起严重的心律失常，如未能及时停药，可导致死亡。因此，在使用夹竹桃时，要严格掌握剂量和用法，严密观察病情变化（包括心电图），防止发生中毒。

国内屡有服用夹竹桃过量中毒死亡的报道，几乎都是患者自己或家属采摘应用新鲜夹竹桃叶（数量从 10 片～60 片不等）而出现严重的心脏毒性反应。《南方主要有毒植物》指明：夹竹桃有毒部位包括全株及乳白色汁液。夹竹桃新鲜树皮的毒性比叶还要强，干燥后则毒性减弱，而花的毒性较轻。中毒时先出现头痛、头晕、恶心、呕吐、腹痛、腹泻、烦躁、说胡话、指尖和口唇发麻、嗜睡、暂时性痴呆、紫斑等表现，其后四肢冰冷而有汗、脸色苍白、脉搏不规则、瞳孔散大、对光反应迟钝，继而痉挛、昏迷，严重者早期就出现传导阻滞、心动过缓、异位节律、心跳停止而死亡。

当出现中毒时，应立即停药，如为口服，可进行催吐、洗胃；中晚期可采用导泻、服蛋清、维生素 C、大量饮浓茶，肌内注射阿托品，静脉注射葡萄糖液，保温，应用钾盐（氯化钾）和其他对症治疗措施。

因此，切不可自行采用新鲜的夹竹桃作药用。也不要随便攀折夹竹桃，避免接触夹竹桃的有毒成分而引起过敏或中毒。

● 青盆水养石菖蒲 ●

"碧玉碗盛红玛瑙，青盆水养石菖蒲。"

石菖蒲作为一种室内盆景，自古以来就备受人们的喜爱。于厅堂之上，书房之内，石菖蒲"不假日色，不资寸土，不计春秋"，其叶愈久则愈密，愈瘠则愈细，就凭一勺清水，换来暗香四溢，充分显示它那"忍苦寒，安淡泊"高洁的品格，深得历代文人学士的欣赏。宋代苏轼在他的《石菖蒲赞并序》中说："凡草木之生于石上者，必须微土以附其根……，惟石菖蒲，并石取之，濯去泥土，渍以清水，置盆中可数十年不枯，虽不甚茂而节叶坚瘦，根须连络，苍然于几案间，久而益可喜也。"

历代的许多传说也为石菖蒲增添不少神秘的色彩。

例如，《神仙传》记述汉武帝上嵩山，夜里忽然见到一个身高二丈、耳垂至肩的仙人，便礼貌地和他交谈。仙人说："我是九嶷山神，听说中岳长在石上的菖蒲一寸九节，服食可以长生不老，故来采集。"说完便不见了。汉武帝对侍臣们说，这一定是中岳的神仙向我传授长生的方法，便令人采来石菖蒲服食。经过两年，汉武帝感觉闷闷不乐，便不再食用石菖蒲。朝廷许多跟随武帝服食石菖蒲的命官，也都不能坚持下去，唯有一个叫王兴的，"采服不息，遂得长生"。《抱朴子》也记载了韩终服食石菖蒲13年，身体健壮，"日视书万言，皆能诵之"，冬天袒胸露体也不感寒冷的故事。《南方草木状》中又有安期生采服石菖蒲而"成仙"的记载。

传说中石菖蒲花是十分难得的"宝贝"。据《南史》记载，梁武帝的母亲张皇后见到石菖蒲开花，随即把花吞下，不让别人也见到石菖蒲花。她说"见菖蒲花者，当富贵"，后来她的孩子成了梁武帝，其富贵可以想见。《本草纲目》也记载，石菖蒲花服至5年，"可使白发变黑，落齿更生"。这就难怪诗人们会有"我来采菖蒲，服食可长年"（李白）和"要须生九节，长为驻红颜"（王十朋）的吟咏。石菖蒲花如此稀少与珍贵，那么，苏氏兄弟因盆中的石菖蒲"忽生九花"，便有"春荑秋荚两须臾，神药人间果有无……"（苏轼《和子由盆中石菖蒲忽生九花》）的唱和也就容易理解了。

其实，石菖蒲既不能使人长生不老，也未能使人红颜永驻。然而，石菖蒲作为一味药物，确有它独特的疗效。传说陆游与唐婉结婚不久，新娘即患了"尿频症"，昼夜排尿，不计其数。一天，名医郑樵来访，见到唐婉形色憔悴，便为她诊治。唐婉遵嘱将等分的石菖蒲和黄连研末过筛，以酒冲服，数天之后，病症全消。陆游感激郑樵用石菖蒲治愈了唐婉，作诗《石菖蒲》："雁山菖蒲昆山石，陈叟持来慰幽寂。寸提蹙密九节瘦，一拳突兀千金值。"

《神农本草经》将石菖蒲列为上品。石菖蒲味辛苦，性温，入心、肝、脾经，具有开窍豁痰、醒神健脑、理气活血、散风去湿、和胃益脾之功效，主治癫痫、痰厥、热病神昏、健忘、气闭耳聋、心胸烦闷、胃痛、腹痛、噤口下痢、风寒湿痹、痈疽肿毒、跌打损伤等。

中药处方中的"石菖蒲"，是天南星科多年生草本植物石菖蒲的根茎。这种多年生草本植物，分布于我国长江流域以及江南各地，亚洲东部、南部，如日本、印度均有出产。它适宜于寒凉湿润的气候，海拔 20～2 600 米的山谷湿地、山涧泉流附近或溪流水石之间都能生长。此花全株具香气，圆柱形肉穗花序，花很小，密生，黄色，花期 4—5 月。人们常于秋季采挖其根茎，除去茎叶及须根，洗净后切成 10 厘米左右的小段，晒干，去净毛衣，即成气芳香，味微辛的药材。石菖蒲以条长、粗肥、断面类白色、纤维性弱者为佳。石菖蒲虽无毒，但阴虚阳亢、烦躁汗多、咳嗽、吐血、精滑者应慎用；在配伍上也要注意勿与地胆、麻黄同用。《日华子本草》认为，石菖蒲忌饴糖、羊肉，不能用铁器盛、煮，以免引起吐逆。除根茎外，石菖蒲的叶和花也可入药。石菖蒲叶的有效成分在其挥发油中，可治疥与大风疮；而石菖蒲花虽然没有使人富贵的神力，却具有调经行血的作用。

石菖蒲有许多别名，如菖本、菖蒲、昌阳、昌羊、尧时薤、尧韭、木蜡、阳春雪、望见消、九节菖蒲、水草剑、苦菖蒲、粉菖、剑草、剑叶菖蒲、山菖蒲、建菖蒲、药菖蒲、溪菖、石蜈蚣、野韭菜、水蜈蚣、香草等。仅《中药大词典》所载就有 21 个之多。这些名称来自不同的朝代、不同的地域、不同的典籍，难免有些混乱。

早有人提出，石菖蒲与菖蒲并非一物，九节菖蒲也另有所指。李时珍认为："菖蒲凡五种：生于池泽，蒲叶肥根，高二三尺者泥菖蒲，白菖也；生于溪涧，蒲叶瘦根，高二三尺者水菖蒲，溪菖也；生于水石之间，叶有剑脊，瘦根密节，高尺余者石菖蒲也；人家以砂栽之一年，至春剪洗，愈剪愈细，高四五寸，叶如韭，根如匙柄粗者，亦石菖蒲也；甚则根长二三分，叶长寸许，谓之钱蒲是矣。服食入药须用二种石菖蒲，余皆不堪。"而据《中药采收鉴别应用全书》所载，九节菖蒲又称小菖蒲、寸菖蒲、节菖蒲，为毛茛科植物阿尔泰银莲花的干燥根茎，其叶为长圆形至卵圆形，其花单朵顶

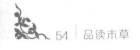

生，白色或带紫色，其瘦果卵圆形或新月形，与天南星科植物石菖蒲根并非一物。故用药时，还须细心辨别。

我想，把石菖蒲当作花草也好，药物也好，它拥有那么多芳名，是与人们对它的喜爱分不开的。倘若有人想给自己的居所添加点典雅的摆设，是否用得着"青盆水养石菖蒲"？

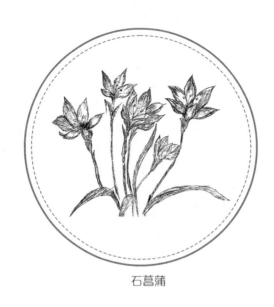

石菖蒲

绕身无数青罗扇　风不来时也自凉

　　香蕉是热带、亚热带著名佳果，我国广东、广西、福建、台湾、云南、四川等地均广有栽培。

　　香蕉是芭蕉科芭蕉属多年生草本植物，难以想象作为草本植物的香蕉，能拥有3～7米高的粗壮、直立的茎，以及四面舒展的两三米长、半米宽的叶。

　　故乡的田野有成片的香蕉园，田头屋后，堤旁塘边，随处可见绿衣翠裳的香蕉"树"。粗大、笔直的茎，由叶鞘复叠包围而成，"蕉不落叶，一叶舒则一叶焦"，倘若除去外围枯焦的陈叶，则可见它浑圆、翠绿、光洁的"树"身。具有30厘米以上长叶柄的巨大蕉叶，中脉明显，一条条侧脉相互平行。翠绿丰润的蕉芯卷而未展，四周高展轻舒的叶片，如一把把青罗巨扇，使人顿生凉意。从鞘内长出的穗状花序自然下垂，长达60～120厘米。紫红色的苞片呈佛焰苞状，黄白色的蕉花，散发出淡淡的清香。花束的前端为雄花，靠后为雌花，它们最终形成七八轮乃至十几轮果束，每一束通常有十几个至二十几个香蕉（果），沉甸甸地挂满丰收的喜悦。

　　唐诗《未展芭蕉》云："冷烛无烟绿蜡干，芳心犹卷怯春寒。一缄书札藏何事？会被东风暗拆看。"南宋诗人杨万里有一首七言绝句："骨相玲珑透入窗，花头倒挂紫荷香。绕身无数青罗扇，风不来时也自凉。"虽是题咏芭蕉，却也恰到好处地把香蕉的形神刻画了出来！

　　香蕉的果体近乎圆柱形，稍弯，有数条钝棱。果长十几至二十几厘米，直径3～4厘米，外表光滑，绿色或黄绿色，夏秋季成熟时呈金黄。香蕉的果肉乳白色或淡黄色，其中不含种子。香蕉常用分蘖的方法繁殖，将带芽的地下茎掘出

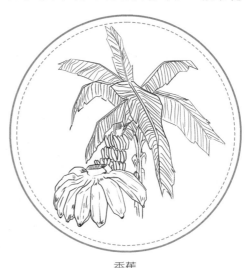

香蕉

移植，即可生成新株。

香蕉又称甘蕉。香也好，甘也好，都是人们喜爱的味道。潮汕一带称香蕉为弓蕉，这个名称则是取自形象而不是味道。与弓蕉相近的有个小、皮薄、胖墩墩的米蕉；有个大、皮厚、棱角明显、甜中略带酸味的大蕉；有与香蕉外形相同而个子极细小的牙蕉等。

香蕉含有丰富的葡萄糖、果糖、蔗糖、淀粉、蛋白质，还有脂肪、挥发油、维生素 A、维生素 C、维生素 E、钙、磷、铁以及少量的 5－羟色胺、去甲肾上腺素、二羟基苯乙胺等。中医认为香蕉性寒、味甘，具有清热、利尿、润肠、通便、解毒和降血压的作用。香蕉含有抑制细菌与真菌的成分。

《中药大辞典》称香蕉根为甘蕉根。它味甘涩，性寒（一说大寒），具清热、凉血、解毒的功用，主治热喘、血淋、热疖痈肿。在种植香蕉的地区，民间把香蕉根用于医药还是比较普遍的。我早年受的是西医教育，对草药的疗效尚有怀疑，见到乡民把香蕉根之类的草药捣烂，随便往疖肿上一敷，我往往是毫不客气地将那些草药除去，认真冲洗、消毒之后，进行自以为最正规的外科治疗。当这些患者很快痊愈时，我也总在心中庆幸能及早除去那些"烂香蕉根"之类的"脏"东西。后来，一些始料不及的事实，却使我也用起香蕉根来。

那是一个不堪回首的非常时期，连年流行性脑膜炎（流脑）暴发流行，流行性乙型脑炎（乙脑）十分猖獗。刚刚入夏，一个接一个的乙脑患儿，就住满了我们那个小小的乡村医院。面对一二十个高热、抽搐、昏迷的患儿，医生、护士全力以赴：人工冬眠、酒精擦浴、镇静止痉、防脑水肿……仍然有许多孩子高热不退，反复抽搐，昏迷不醒。有个被视为敢于第一个吃螃蟹的人，拿来新鲜的香蕉根汁，由胃管往病孩的肚里灌。患儿在一番泄泻之后，高热竟然迅速下降，病情也随着好转。

有了第一例的成功，香蕉根汁成了我们乙脑病房的常客，后来干脆成了开进处方的药物。那翠绿的香蕉叶也派上了用场：患儿赤裸睡在用清凉的井水浸洗过的香蕉叶上，承受着自然赐予的"物理降温"。由于香蕉根汁能较快解除高热的危害，从而避免或减轻了患者惊厥、呼吸衰竭等风险。据文献报道，有人用香蕉根汁配合物理降温治疗 117 例乙脑病人。结果仅有 6 人死亡，1 人留有后遗症，其余 110 人均获治愈。

如今，我也只有在偶尔的郊游时才能再见久违的香蕉林，去感受它那"绕身无数青罗扇，风不来时也自凉"的神采。

忍冬藤开金银花

　　金银花为忍冬科植物忍冬、红腺忍冬、山银花或毛花柱忍冬的花蕾或初开的花朵。金银花的花藤以其能忍受冬天的寒冷而得名忍冬藤；而花却因初开时呈银白色，随后变为金黄色，故称金银花。春末夏初，藤上挂满花蕾、花朵，黄白相间，就像撒满黄金、白银。是否那金花、银花就是大自然对那忍冬藤的报答？

　　每年夏初，是河南、山东等地的药农收集金银花的季节。从忍冬藤上采摘花蕾及初开的花朵，晒干或阴干，作为药用。其实，忍冬藤的花、叶、藤均可入药。医生处方中的金银花、银花、双花、银花叶、银花藤、忍冬藤即是指忍冬藤的花、叶和藤。它们性寒味苦甘，归肺、胃、大肠经，有清热、解毒的作用。临床常用于治疗外感热病初起，发热、头痛，痈疽、疮毒，咽痛、目毒等。

　　中药认为，金银花具清热解毒、凉血止痢之功效。常与连翘、薄荷等配伍（如银翘散），治疗外感热病初起（如发热、微恶风寒等症）；与石膏、知母等配伍，治疗热入气分（如壮热、烦渴、脉洪大等症）；与蒲公英、紫花地丁等配伍（如五味消毒饮），治疗疮痈、疖肿；与黄芩、黄连、白头翁等配伍，治疗热毒泻痢、下痢脓血之证。

　　我对忍冬藤有特殊的好感。它那布满金花、银花的密藤，给了我许多儿时的欢乐；在我的青年时期，它又多次使我摆脱扁桃体炎的痛苦。尽管嬉戏的年代已经久远，扁桃体"作的孽"也随着年龄的增长而逐渐被淡忘，然而，忍冬藤在我心中仍是那么可爱、可亲、可敬。

　　值得庆贺的是我拥有一棵年年盛开金银花的忍冬藤。当年，它被

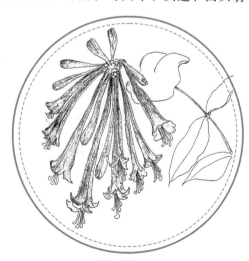

金银花（1）

栽入我的家园时，看上去是那么弱不禁风，却安然度过了酷暑严寒。当春天的序幕刚刚揭开，它已经顶出了数个苗壮的新芽。泥土被征服了，无可奈何地摊开双手，看着新的生命冲开禁锢，向着蓝天伸展。那旧藤也不甘落后，节节都吐出了嫩绿的枝条。

诗人们常常歌唱梅花报春到，我说，忍冬藤又何尝不是迎春来！难道因它能忍受严冬的摧残、傲然常绿，就显不出它对春天的热爱？梅花的娇艳撩人眼，忍冬藤的翠绿留人心。

我爱忍冬藤，不是因为它给了我儿时的欢乐，也不是报答它救治之恩，而是它那四季常青的生命，它那忘我献身的精神，无论是风和日丽，还是酷暑严冬，它总是把它绿的生命不断地伸展、伸展！它不为有花无果而悲伤，毫不吝啬地献出自己的金花、银花；为了他人的健康，损枝折骨也心甘情愿！

我望着欣欣向荣的忍冬藤，它是那么可爱、可亲、可敬！我仿佛又闻到那似有若无的淡淡清香，口中还留着那"利于病"的苦。

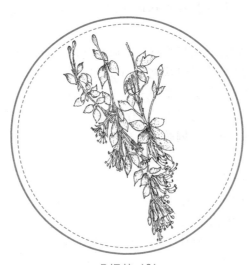

金银花（2）

● 芍 药 ●

　　芍药形态妩媚，颜色艳丽，秀韵娇姿，芳香四溢，是色、香、韵三者兼具的名花。芍药原产于我国北方、日本和西伯利亚一带，有野生的，也有人工栽培的，品种众多，现我国南方各地也广为培植。曾被认为气候炎热、不宜栽种芍药的华南地区，从春节前到清明后，也有多种光彩夺人的芍药品种为华南的春光增添秀色。纵观我国古今园林的布局，常常于假山石畔成片栽种芍药，可算是经典之作。那晚春烁然盛开的芍药，带给游人无限的春意。芍药富丽丰腴，花容与牡丹相似，故有"小牡丹"的别称，其花期比牡丹晚，常在牡丹凋谢之后才含苞、开放，竟然有"芍药是牡丹转世"之说。

　　第一个把芍药比作牡丹再世的是宋代屡遭贬谪仍守正不阿，表示"屈于身兮不屈于道，任百谪而何亏"的王禹。他的"牡丹落尽正凄凉，红药开时醉一场。羽客谛传尸解术，仙家重热返魂香。蜂寻檀口论前事，露湿红英试晓妆。曾忝掖垣真旧物，多情应认紫薇郎"，把芍药就是再世牡丹的情思淋漓尽致地表现出来。我们且抛开诗中的隐喻，随着诗人的笔锋回转，随着采蜜的工蜂，在带露绽开的芍药丛中，感受牡丹一般的华丽与芬芳。

　　其实，多年生草本宿根植物芍药与多年生落叶灌木牡丹是大不相同的。芍药有粗壮的肉质根，植株高仅60～80厘米，茎直立丛生，无毛。叶互生，二回三出复叶，裂片狭长。茎和叶柄紫红或绿色。春季开花，花顶生并腋生。野生芍药花小、单瓣，栽培者花大且多为重瓣。花色有红、粉红、紫红、黄、白和红、黄、白三色相间等诸多颜色。

　　我国远在夏、商、周时期已栽培并欣赏芍药，到了晋代已有重瓣的名贵品种。然而，芍药的鼎盛时期应是从宋代初期才真正开始。《扬州芍药谱》记载了34个芍药品种，苏东坡"扬州芍药为天下冠"的评价大约也产生在这个时候。到了清代，《花镜》记载的芍药名贵品种已达到88种，如"紫蝶献金""乌龙捧盛""朱砂盘""杨妃出浴""砚池漾波""紫袍金带""西施粉""大红袍""胭脂点玉""赵园红""大富贵""粉玉楼""宫锦红""青山贯雪""玉盘盂"……真是不胜枚举。而且，几乎每一品名的来由，都伴随一段美丽的故事。例如"玉盘盂"就有这样的典故：900多年前，苏轼在密州任知州。按照"东武旧俗"，每年四月初八，密州都要举行盛大的庙会，以芍药供佛，苏轼在 7 000 多朵"重跗累萼，繁丽丰硕"的供佛芍药花中，发现有白色的一种，"正圆如覆盂，其下十余叶稍大，承之如盘，姿格绝异，独出 7 000 朵之上"，而"其名甚俚"，乃为之重新命名为"玉盘盂"，并与弟弟苏辙对咏玉盘盂诗多首。其中一首曰："杂花狼藉占余春，芍药开花扫地无。两寺妆成宝璎珞，一枝争看玉盘盂。佳名会作新翻曲，绝品难逢归画时。从此定知年谷熟，姑山亲见雪肌肤。"这首诗既描绘了其时"易名"的情景，又把玉盘盂与"肌肤若冰雪，绰约如处子……使物不疵疠而年谷熟"的姑山仙子相提并论。可以想象，玉盘盂是何等玉洁冰清，何等纯真无疵。难怪在自家庭院广种芍药的杨万里，在他所作《玉盘盂》诗中也说："旁招近侍自江都，两岁何曾见国姝。看尽满栏红芍药，只消一朵玉盘盂。水精淡白非真色，珠璧空明得似无。欲比此花无可比，且云冰骨雪肌肤。"芍药的观赏价值，由此可见一斑。

芍药的根可入药，其味苦、酸，性微寒，有养血、敛阴、柔肝、止痛的作用。其药用价值深为历代医家所重视。中药"白芍"与"赤芍"就是芍药的根，一般栽种 3～4 年，即可收获。于春季或秋季采挖，用竹刀或碗片刮去根的外皮，放入开水中煮 5～15 分钟（以达到无硬心为度），然后晒干或切片后再晒干，即为"白芍"；倘若保留根皮，晒干备用，即为"赤芍"。按传统的说法，白芍多来源于人工栽培的芍药，主要产于浙江、安徽、四川等地；赤芍多来源于野生芍药或草芍药，主要产于内蒙古、辽宁、河北等地。白芍养血、平肝、敛阴、收汗、缓中、止痛，主治胸腹胁肋疼痛、泻痢腹痛、自汗盗汗、四肢挛急、阴虚发热、月经不调、崩漏等；赤芍能泻肝火、散恶血，主治腹痛、胁痛、坚积、血痹、痈肿、经闭等。

现代科学研究证实，芍药根所含的有效成分具有解痉、止痛、抗菌、抗病毒、抗真菌、扩张冠状动脉、抑制胃酸分泌等作用。临床应用时，白芍偏于镇静止痛，兼有补性；而赤芍长于活血祛瘀，兼泻肝火。补血养阴多用白芍，凉血逐瘀多用赤芍。也有白芍、赤芍两药并用的。如"四逆散"：柴胡、白芍、枳实、炙甘草，可除肝旺脾弱、肝胃不和、肝气郁滞引起的胃肠痉挛、肝区疼痛；"芍药汤"：白芍、黄芩、黄连、大黄（后下）、木香（后下）、槟榔、当归、肉桂（后下）、甘草，治疗痢疾引起的里急后重、腹痛。"芍药甘草汤"：仅白芍、甘草两味，治疗由血虚引起的四肢肌肉痉挛疼痛；"补肝汤"：白芍、当归、熟地黄、川芎、麦冬、木瓜、酸枣仁、甘草，治疗肝阴不足引起的眩晕、耳鸣、眼花、肢体麻木。赤芍配乳香、没药、桃仁、当归尾，用于治疗跌打瘀肿、疼痛。赤芍配桃仁、红花、当归尾，用于治疗血热瘀滞所致的闭经、小腹或腰背疼痛。赤芍配蒲公英、败酱草等，可治属实证的慢性前列腺炎。

虽说"窥豹一斑，亦足见其大略"，然而，要对芍药的观赏价值和药用价值有更全面的了解和更深入的体会，恐怕得是从事中医药业而又喜欢栽种芍药的爱花人。

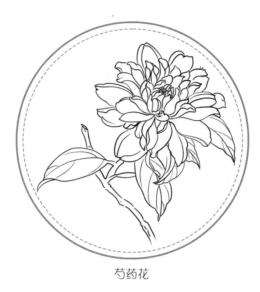

芍药花

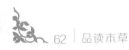

● 说 李 ●

《诗经·大雅》中就已经有"投我以桃，报之以李"的诗句，可见李与桃一样，在我国有着悠久的历史。

后来，"投我以桃，报之以李"演变为成语"投桃报李"，李和桃被当作旗鼓相当的东西，譬喻朋友间的赠答往来。其实，"三月桃花四月李"，鲜艳的桃花，散发着火样的热情；清白的李花，保持着高雅的恬静。李之素淡，桃之妖艳，本是大相径庭的，然而，"桃李不言下自成蹊""桃李无言花自红""桃李芬芳""桃李春风""桃蹊李径""桃花历乱李花香"……硬是让桃李结下了不解之缘。

李是蔷薇科落叶乔木，高可达 10 米。小枝无毛，红棕色而有光泽。叶呈椭圆状披针形或椭圆状倒卵形，边缘具密钝细复齿，叶面中脉疏生长毛，背面脉腋间有束毛。花常三朵簇生，色白，盛开时花径 1～2 厘米。核果球状卵形，果径 5～7 厘米，先端稍尖，基部深陷，缝痕明显，果皮黄色、淡黄绿色或微红色，表面被蜡粉。花期 4—5 月，果期 7—8 月。

我国的大部分地区都适合李的生长，山沟、路旁、坡地、庭院均可栽培，而其主要产地是河北、辽宁、吉林、陕西、广东、湖北等地。

据说古时候李花曾被评价为"东郭贫女"。但司马光的《李花》曰："嘉李繁相依，园林淡泊春。齐纨剪衣薄，吴苎下机新。色与晴光乱，香和露气匀。望中皆玉树，环堵不为贫。"这足够为无意争春的李花"脱贫"了。当千朵万朵白色鲜亮的李花簇拥于枝头，清淡、素静、细小、繁密，相依相攀与晴日的阳光浑然一体，淡淡的幽香与晨露和谐融洽。此时此景，谁能不深深感慨，李虽无娇艳的姿色和浓郁的香气，却有清新高雅的

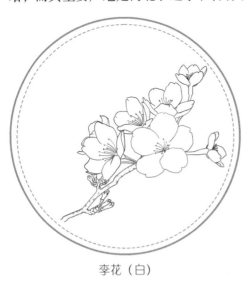

李花（白）

格调!

苏轼亦有一首诗《李》:"不及梨英软,应惭梅萼红。西园有千叶,淡伫更纤浓。"诗中以李花比不上梨花的柔软细嫩,也没有梅花的红艳夺目来反衬李花"素朴中有高雅,平淡中有神奇"的特点,让人对李更加神往。

李,就是这样以其独特的形象来装扮春天。

作为经济作物,李的果实是李子,既可当水果供鲜食,也可制作成凉果(果脯)供食用。李子的果肉中含有天门冬素,谷酰胺和丝氨酸、甘氨酸、脯氨酸、苏氨酸、丙氨酸、γ-氨基丁酸等多种氨基酸,是中国传统的水果之一。

中医认为李子味甘酸,性平无毒,入肝肾经,具有清肝涤热、生津、活血、破瘀、利水的功效,可以用作骨蒸劳热、消渴引饮、气滞血凝、肝病腹水等症。《千金·食治》告诫说"肝病宜食"李,但"不可多食,令人虚"。同时也有"不可多食,损伤脾胃"(《滇南本草》),"多食生痰,助湿发疟,脾弱者尤忌"(《随息居饮食谱》)的说法。

除了李子,李的叶、根、根皮、树胶、核仁亦可作药用。

李树叶味甘酸,性平无毒,煎汤内服、煎水洗浴或捣汁外涂,可治小儿壮热、惊痫、水肿、金疮。李根味苦涩,性寒(凉)无毒,具清热解毒的功效,内服煎汤或烧碳存性研末调敷外用,可用作消渴、淋病、痢疾、丹毒、牙痛的治疗。李根皮又称甘李根白皮,味苦咸,性寒(凉)无毒,具清热、下气的功效,煎汤内服、煎水含漱或磨汁外涂,可用作消渴心烦、奔豚气逆、带下、牙痛等症的治疗。李树胶是李树干上分泌的胶质,味苦,性寒,内服煎汤,有治目翳,定痛消肿,透发麻疹的作用。李核仁又称李仁、李子仁、小李仁,味甘苦,性平无毒,有散瘀、利水、润肠的功效,煎汤内服或研末调敷,可治跌打损伤、瘀血作痛、痰饮咳嗽、水气肿满、大便秘结、虫蝎螫痛等症。

与李同属蔷薇科植物并可入药的,还有落叶乔木"鸡血李"、落叶灌木"郁李"等。鸡血李又叫杏李、红李、秋根子,其种子在四川称"大李仁",亦当作李仁使用,其性味功效与李仁相似。郁李又叫英梅、爵李、雀李、车下李、山李、秧李、侧李等,其果仁称"郁李仁",其根称"郁李根",两者都可作药用。除了郁李,欧李和毛樱桃的果仁也都当作"郁李仁"入药,前者称小郁李仁,后者称中郁李仁或大郁李仁。这些"郁李仁"虽来源于不同植物,但其性味均属辛苦甘平,归肺经、大肠经、小肠经,其功能也都相同,可用于治疗大便秘结、水肿、尿少、脚气浮肿等症。

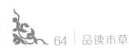

• 昙花一现 •

许多人都熟知成语"昙花一现"，却无缘见到昙花。

"昙花"源自印度梵语，是"优昙钵花"的简称。《长阿含经·游行经》载："告诸比丘，汝等当观，如来时时出世，如优昙钵花，时一现耳。"

佛经不止一处说到"优昙钵花"，都是用以比喻难得出现、难得一见的事物。后来，当人们说到稀奇少见且转瞬即逝的现象或事物时，便常常用"昙花一现"来比喻。

有人考证佛经说的"优昙钵花"并非今天所指的仙人掌科昙花，而是属于无花果类的另一种植物，佛家称它三千年才开花一次。

我国古书上记载昙花，同名异物者甚多。据说同属仙人掌科，与昙花同类的肉质植物就有20多种，而且通过园艺家的努力，又人工选育出橙红、浅黄、玫瑰红等不同花色的多个品种来。

有人把昙花叫作琼花，其实琼花今天已不可见。古代誉琼花为"天下无双独此花"。据载：琼花叶柔软润泽，花大瓣薄，色黄或白，气味芳香，故有"若使寿阳公主在，自当羞见落梅妆""春冰薄薄压枝柯，分与清香是月娥。忽似暑天深涧底，老松擎雪白婆婆"的咏叹。

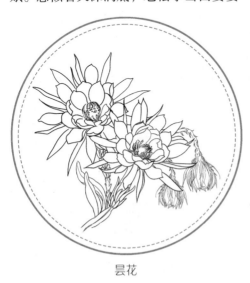

昙花

昙花除兼有琼花的雅名外，还有凤花、金钩莲、月下美人、月下台友等别称。它属于直立灌木，植株高1米以上。因它原产于南非以及美洲墨西哥等国的贫瘠沙漠中，为适应环境，形成了一种特别的形态：主枝圆筒形，厚实而能储存水分；分枝干扁，外观如绿色的蟹爪，边缘呈波状，中肋坚厚，内含叶绿素，代替叶片进行光合作用，执行制造营养的任务；昙花没有叶片，因而可减少水分的蒸发。热带的傍晚比白天凉快得多，昙花在晚上开花，可使娇嫩的花朵避开烈日的酷晒；缩短开花的时间，可以大大减少水分的损失。恶劣的环境，造就了昙花在夜间悄悄开放，开放的时间也仅仅三四个小时的奇特习性。

我第一次观看昙花开放是在潮汕的一个乡镇医院。当时为落实"备战、备荒"和"发掘祖国医学宝库，继承中草药遗产"，医院不仅发动医务人员上山采草药，还在院内开辟了种植各种草药的"百草园"。在这"百草园"中，便种有一棵昙花。当昙花分枝边缘上挂着一个个含苞欲放的硕大花蕾时，我们几个"好事者"便相约："今晚不睡，以一睹昙花开放为快。"

那天晚上，我们先是拉了一盏电灯，围坐在昙花旁，目不转睛地盯着一个个悬挂着的花蕾，花蕾在夏夜的清风中轻轻地摇曳，一点也没有就要开放的迹象。后来，夜深人静，发电厂的柴油机停了，电灯灭了，半个月亮爬上空中，昙花的花蕾也一下子绽开了。怪不得人称昙花为"月下美人""月下台友"！月光下，那碗口大的花朵，既芳香扑鼻，又洁白秀丽。再细细观赏，昙花连筒部长约 30 厘米，宽约 10 厘米，下部花被呈鳞片状，卵状矩圆形，长约 3 厘米；中部为萼片状，线状披针形，长约 5 厘米；上部为花瓣状，披针形至矩圆状披针形，长 6 厘米，开放时向上弯曲，仿佛要摆个更好的姿势去接受月光的爱抚。

昙花可作药用。一般在夏、秋季采摘开放的昙花，晒干备用。干的昙花从白色变为黄色，入药取其味淡性平，有清肺、止咳、化痰的作用。例如肺热咳嗽痰多，可用昙花配合百部、麦冬；肺结核咳痰带血，可用昙花配合百合；心胃气痛，可用昙花配合佛手来进行治疗。

人们为了在白天看到昙花开放，常常利用控制光照的办法改变昙花的昼夜规律，使昙花在白天开花。具体的做法是在花蕾长到 7～8 厘米时，即开花的前一周，使昙花处于日夜倒置的环境里，白天将植株移入暗室或用黑布罩住，晚上 8 时到次晨 6 时用灯光照射植株。大约 1 周后，除去遮光物，昙花即可以在白天开放，供人欣赏。

难得一现的昙花繁殖起来却十分容易，它同其他仙人掌植物一样，可剪取健壮的一段茎插在沙壤土中，一个月左右即会生根成活。当年我们"百草园"中的那棵昙花，也是插茎生根，而后茂盛生长的。

虽然，我离开那"百草园"已经很久很久，但那晚观赏"昙花一现"的一幕，却一直留在心间。

● 桃花争开不待叶 ●

苏轼有一首诗《桃花》："争开不待叶，密缀欲无条。傍沼人窥镜，惊鱼水溅桥。"诗中先是逼真地描绘春天里桃花不等绿叶长出，红灼灼的花朵便争先开放，满布枝头的丰姿；后又通过"惊鱼"激起"水溅桥"，衬托出桃花那"沉鱼落雁"的沼中倩影，让人深切地感受到桃花是何等艳丽迷人。历代诗文，以桃花为题材者比比皆是。中国是桃花的故乡，难怪中国的桃文化是那么源远流长。如今，桃花几乎遍布中华大地，著名的桃花胜景有五台山桃源洞、黄山桃花峰、苏州桃花坞……各地的桃花旅游景点数不胜数。单说我青年时曾工作过的广东潮澄饶交界处的半山区，就有大片大片名不见经传的桃林。南国的天气造就了桃花更早地开放，早春里行走在山间小道上，周围那"争开不待叶"的桃花，繁繁密密缀满枝条，重重叠叠连成一片，就如置身于粉红色的花海，令人心旷神怡；面对穿行于花间的山村少女，又往往有"人面桃花相映红"的感受，那情那景，至今仍记忆犹新。

在陶渊明《桃花源记》渲染之下，那桃花盛开的"桃源"，便成为与世无争者避乱隐居的理想天堂，成为人们无限憧憬的人间仙境。自古以来，桃在中国人的眼中便是吉祥之物。新春佳节，厅堂之内养枝桃花，即令春色满堂；除夕之夜，于大门之外挂上桃木刻成的木偶——"桃人"或用桃木板制成的"桃符"，当可驱鬼压邪；长者寿诞，献上"寿桃"数颗，寓"长生不老"之意。

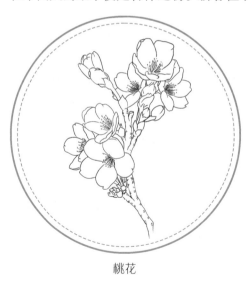

桃花

桃是落叶小乔木，高可达 4 ～ 8 米。远观树冠呈半圆形，近赏小枝红褐色或绿褐色，无毛；芽则密被灰色绒毛。叶椭圆状披针形，长 7 ～ 15 厘米，先端渐尖，基端圆楔形，叶缘有细锯齿，叶面无毛或叶背脉腋有细毛；叶柄长 1 ～ 1.5 厘米。花单生，粉红色，常在春季叶长出前开放。表面密被白色细绒毛、近似心形的果实——桃，夏季成熟，其直径可达 5～10 厘米，结果早期呈淡绿色或乳黄色，成熟时透现出桃红色，真是人见人爱。桃的品种繁多，据载已逾千种，但粗略可分为食用桃（大桃）和观赏桃（碧桃）两大类。食用桃果肉厚，果汁多，嗅之气息清香，食之味道酸甜，属果中佳品。观赏桃重葩叠萼，锦绣烂漫，色胜云霞，其花除本色粉红之外，还有绯红、深红、甚至纯白等变种颜色，面对桃之妖艳，春之明媚，令人赏心悦目，大饱眼福。

中医认为，桃的果肉味酸甘，性温，具敛肺、敛汗、活血的功效。用新鲜桃子去皮与冰糖一同隔水炖烂吃可治虚劳喘咳；用碧桃干炒至微焦，立刻加水和大枣同煎，每晚睡前服，可治遗精、自汗、盗汗；把碧桃干与芒果加水同煎，可治疝气疼痛；桃还有一定的降血压作用。

桃花、桃叶、桃枝、桃根、桃的种仁也可作药用。中药"桃仁"即是桃核中的种仁。种仁的采集常于夏秋桃子熟透时，将果肉和桃核硬壳去除，收取种仁晒干（水煮去皮）备用。桃仁味辛、苦，性平，有小毒，具有活血化瘀、润肠通便的功效。桃仁与红花、丹参、牛膝配伍可治血滞经闭；与当归、川芎、姜炭、炙甘草配伍治产后恶露不净；与柏子仁、松子仁、火麻仁配伍可治习惯性便秘。但因其有小毒，忌生吃、多吃，孕妇禁用。"桃根"味苦，性平无毒，具有清热利湿、活血止痛的功效。民间有用桃根水煎服，以利黄疸消退，用桃根水浸洗局部治疗痔疮疼痛。"桃枝"是指桃树的嫩枝，味苦，性平无毒。桃枝水煎服可治心腹疼痛；反复含漱，有利于口疮愈复。"桃叶"多鲜用，味苦，性平无毒，具有祛风去湿、清热解毒、杀虫止痒的功效。对于风热头痛，可用适量的新鲜桃叶加食盐少许捣烂，敷贴于太阳穴；对于疮疖肿痛，也同样可用适量的新鲜桃叶捣烂，敷贴于患部；对于湿疹、痔疮、阴道滴虫，可用桃叶煎汤坐浴或清洗患处。"桃花"在其即将开放或刚刚开放时采集，阴干备用。其味苦，性平无毒，具有利水、活血、通便的功效。将干燥的桃花研末，温酒送服，或用桃花水煎服，可治脚气病、脚膝浮肿等症；大便不畅通，可用桃花末开水送服；妇女经闭，可用桃花、桃仁、当归、红花水煎服；治产后大小便秘涩，可用桃花、葵子、滑石、槟榔碾细过筛为散，于饭前用葱白汤送服。

如今，随着医学科学的进步，上述各种病症已无须依赖桃的帮助而拥有更简便、更特效的治疗方法。然而，桃在人类发展的历史长河中所展现的药用价值，与它果实的甜美、花朵的娇艳、万枝丹彩的气势一道，永存人们的生活之中！

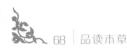

· 仙 人 掌 ·

　　一个偶然的机会，在一位乡村医生的园圃里，我惊奇地发现，平常默默无闻的仙人掌，竟有那么多值得称颂的地方。

　　在园圃日照最强的一隅，仙人掌那一片片大小不一、扁平肉质带刺的茎，就像相互联结的手掌，相握层叠，形成一道碧绿的屏障，将百数十株形态各异、色彩斑斓的"仙人"号植物团团围住，恍若世外仙境。那扁平的仙人掌、棍状的仙人柱、细长的仙人鞭、球状的仙人球、层叠的仙人山……就在其中各展仙姿。

　　仙人掌科是个庞大的家族，原产美洲。墨西哥被称为"仙人掌之国"。仙人掌喜干燥，耐干旱，无论是沙漠荒原，还是庭栽盆养，均能生长繁殖，被认为是一种"贱生"的多年生灌丛状肉质植物。我年轻时也曾经在三角砧木上嫁接过红色的、黄色的、绿色的仙人球，却从未意识到它们有如此的风采，更不在意它们的药用价值。直至目睹这一方药圃，耳闻那主人的介绍才茅塞顿开。

　　仙人掌主要以掌状的肉质茎入药。性寒味苦，入心、肺、胃三经，有行气活血、清热解毒、散瘀消肿、平喘止痛的功用，可治心胃气痛、痞块、痢疾、痔血、咳嗽、哮喘、喉痛、肺痈、乳痈、疔疮、烫火伤、虫蛇伤等。治腮腺炎、乳腺炎、疮疖痈肿，可用去棘刺的鲜仙人掌，捣烂外敷患部；对于乳痈初起、疼痛红肿者，也可用去除棘刺之仙人掌，焙热熨患部；治脚掌心的"透掌疔"，可用仙人掌加适量的麦粉，共同捣烂敷患处；治湿疹、黄水疮，可将仙人掌焙干研末，外敷患处；治虫蛇伤可用仙人掌汁搽伤处；治疗烫伤，也可用去掉外皮的仙人掌，捣烂后敷于患处。

　　仙人掌因不同的地区、不同的记载而具有众多的别名，如神仙掌、观音掌、观音刺、平虑草、霸王、龙舌、老鸦舌、火焰、凤尾、玉芙蓉等。其中，"玉芙蓉"实际是仙人掌肉质茎流出的浆汁凝固物：割破仙人掌的外皮，让其浆液自然流出、凝固，收集凝固后的浆液，捏成团块，风干，便成为外表似生松香或桃胶的玉芙蓉。玉芙蓉性寒，味淡、微甘，无毒。能治疗怔忡、便血、痔血、喉痛、疔肿、烫伤等。

　　仙人掌的姐妹——仙人球，亦称仙人拳、刺球、雪球、翅翅球、天鹅蛋、薄荷包棠。仙人球亦可入药，其味甘、性平、微寒，具有清热解毒、消肿止痛的作用。

尽管园圃的主人对仙人掌有明显的偏爱，但作为医生，他还是明确地指出仙人掌的药用禁忌：虚寒者忌用仙人掌，孕妇慎用；而仙人掌的液汁不可进入眼睛。他说："书中有载，仙人掌汁入目，可使人失明。"

"不仅仙人掌或紫色、或红色，或椭圆、或梨形的浆果可食，仙人掌的肉质茎经过盐水煮去黏液之后，也可做成美味佳肴……"对于仙人掌，园圃的主人似乎有说不完的话题。

从园圃出来，我的脑海已被仙人掌填满。主人那单薄的身体，仿佛也成了一株仙人掌，顽强地生长在干旱的沙土地上。

听乡民们的介绍，他是一名普通的乡村医生，就如一棵供人食用、治病救人的仙人掌。在争分夺秒抢救病人时，他身上淌出的汗水，令人想到了"玉芙蓉"；当病人脱离危险、恢复健康时，他那开心的笑脸，不就是那直接长在仙人掌茎上，或黄、或紫、或红、或白的绚丽小花吗？

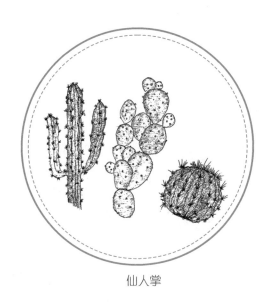

仙人掌

—— • 心中一朵玫瑰花 • ——

　　每年五六月份，是玫瑰开得最茂盛的季节。玫瑰的花色绚丽，有红、黄、白、紫、粉红、大红、玫瑰红、黄花红镶边、白花红镶边诸色；单生或数朵簇生的硕大花朵，在枝头昂首吐艳，散发出沁人心脾的幽香。

　　20 世纪五六十年代，在演唱会上、在广播节目里、在业余歌唱爱好者"冲凉房（广东方言，即洗澡间）即兴演出"的声浪中，经常可以听到这么一首歌：

　　你送我一朵玫瑰花，

　　我要衷心地谢谢你。

　　要是你把自己看成个傻子，

　　我还是看得上你！

　　……

　　要是你傲慢轻视我，

　　我要看看你的本事。

　　我要嫁个比你还要强的，

　　那就会刺痛你的心！

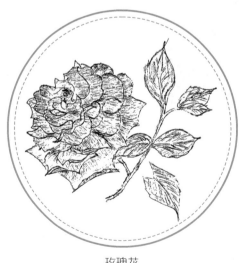

玫瑰花

　　……

　　当年一朵玫瑰花在姑娘心中的分量是挺重的，这欢快而略带戏谑的女高音独唱曲，也许可以算是一个旁证。后来卡拉 OK 流行的《九百九十九朵玫瑰》，那男声力竭声嘶地反复强调"我早已为你种下，九百九十九朵玫瑰"，看来如今玫瑰花在姑娘们的心目中是大大贬值了。

　　玫瑰属蔷薇科落叶直立灌木，株高可达 1 ～ 2 米。玫瑰喜阳光，耐寒，耐旱，适应性较强，但在遮阴处和通风不良处生长较差，开花稀少。玫瑰虽不甚择土壤，但以在深厚肥沃、排水良好的中性或微酸性土壤中生长最好。玫瑰怕涝，积水时间稍长，枝干下部的叶片即黄落，严重时会死亡。

栽种玫瑰还不宜太靠近墙壁，以免日光反射热灼伤。春天开的玫瑰花，每朵可开 3～4 天，甚至更长的时间；而在炎热的夏天仅开 1～2 天便凋谢了。摘花越多，开花也越多。若不摘花，每年便只有一次花。每年的第一次花，数量最多。摘花时间最好是选择清晨，此时花朵初开，香气最浓，也最重。玫瑰的分蘖力强，一般在秋季（11 月）与春季（3 月）进行分株繁殖，简便快捷，成活率高；也可用扦插繁殖；还可以通过嫁接和压枝进行繁殖。

除玫瑰外，蔷薇、月季也属于蔷薇科蔷薇属灌木，三者合称为"蔷薇园三杰"。杂交、嫁接，使"蔷薇园三杰"数不胜数的品种成了"混血儿"，这就难怪人们对玫瑰、蔷薇、月季混淆不清了。

相传 18 世纪末，一位英国商人在广州买了四株名贵的月季花，要运回英国。月季花早在公元前，便是中国宫廷花卉。汉武帝曾经当着宠姬丽娟的面，盛赞月季花"绝胜佳人笑"！当年欧洲的玫瑰只在仲夏季节开花，且花色少，花形小，生命力弱；而中国的月季，月月开花，生命力旺盛，"绿刺含烟郁，红苞逐月开，能斗霜前菊，还迎雪里梅"。外国的贵夫人们把中国的月季花视为珍宝。那英国商人在广州买下的四株月季花，在运往英国途中，被拿破仑的皇后约瑟芬知道了，她声称要不惜任何代价，得到这四株中国月季。其时英法两国正在交战，英国摄政王慑于拿破仑的武力，下令英国海军停止战斗，用军舰护送这四株中国月季到法国，种植于约瑟芬花重金买下的玛尔梅森公园中。拿破仑为了帮助约瑟芬把玛尔梅森公园建成荟萃世界玫瑰花精华的花园，不惜动用军队，到世界各地网罗种植玫瑰的人才，并收集玫瑰的品种与中国的月季杂交，经过多方努力，终于培植了轰动世界的玫瑰名种。

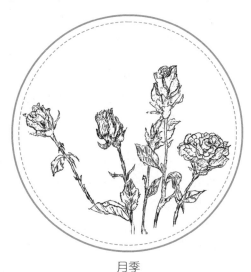

月季

月季、玫瑰、蔷薇都有类似的药用价值。李时珍在《本草纲目》中称月季花"处处人家都栽插之，亦蔷薇类也，青茎长蔓硬刺，而花深红，千叶厚瓣，逐月开放，不结子也"。月季花味甘，性温，活血散瘀，调经止痛。如治月经不调、痛经，可用月季花加益母草，水煎服，或鲜月季花开水泡服。月季花叶也可药用，其味微苦，性温，能活血散肿，用月季花嫩叶捣烂外敷患处，可治瘰疬、跌打损伤、血瘀肿痛、筋骨疼痛。月季花根也可作药用，其味苦涩，性平，治跌打损伤、月经不调、赤白带下、瘰疬等症。

玫瑰以花入药，性温，味甘、微苦，具有行气解郁、和血止痛之功用。当春末夏初玫瑰花即将开放时，分批将其采收，及时进行低温干燥，置于密闭、防潮、阴凉处保存，玫瑰花可用于治疗肺胃气痛、食少、呕吐、恶心、月经不调、跌打损伤等症。胃痛者，可用玫瑰花配伍川楝子、白芍、香附；肝胃气痛者，可用玫瑰花泡茶；咳嗽、痰中带血者，可用鲜玫瑰花捣汁炖冰糖服；月经不调者，可用玫瑰花配伍月季花、益母草、丹参；风痹者，可用玫瑰花瓣配伍红花、当归。由玫瑰花制作的玫瑰露，也有和血平肝，养胃，宽胸，散郁的作用。

蔷薇的根、茎、花、叶、果均可入药。采花宜在五六月花盛开时，择晴天采收，晒干备用。根、茎、叶随时可采。蔷薇花味甘，性凉，有消暑、和胃、止血的作用；蔷薇根味苦涩，性凉，有清热利湿、祛风、活血、解毒的功效；蔷薇叶晒干研末，用蜂蜜和醋调成糊状、外敷治痈疮脓成而不溃。

现代研究证实，新鲜的玫瑰花含0.03%挥发油（玫瑰油），油中约60%为香茅醇，含少量芳樟醇、丁香油酚、橙花醇，此外，还含有苦味质、鞣质、脂肪油、没食子酸、胡萝卜素、蜡质等。将玫瑰鲜花蒸馏而取得的玫瑰油，是名贵的天然香料，其经济价值比等量的黄金还要高。保加利亚是世界上生产玫瑰油最负盛名的国家。玫瑰花还可制作玫瑰酒、玫瑰酱。玫瑰酱可作糕点的馅，如玫瑰元宵、玫瑰香糕、玫瑰月饼等，具有浓郁的天然花香。

我的家中一直种有玫瑰。最初是父亲种玫瑰，后来是我自己种玫瑰，它们开出的花朵，总得到友人们的赞赏。但我却从未将玫瑰当作药用或食用；也从未将玫瑰花送人。只有一次，我把一朵自己种植的玫瑰花，送到我父亲的墓前。

有一首电影歌曲《心中的玫瑰》很令人动容：

在我心灵的深处，有着一朵玫瑰；

我用生命的泉水，把它灌溉栽培。

啊！玫瑰，我心中的玫瑰！

但愿你天长地久，永远，永远把我伴随！

我喜爱、珍惜那枝头的玫瑰，我更喜爱、珍惜那心中的玫瑰！

　　萱草历来被视为吉祥之物。古人认为愁闷者佩带萱草可以解除忧伤。《本草注》说："萱草味甘，今人好欢，乐而忘忧。"《延寿书》说：萱草"嫩苗为蔬，食之动风，令人昏然如醉，故名忘忧。"我曾种植过一坪萱草，结果，除了大饱口福，品尝到前所未有的新鲜萱草花之外，古籍所载的"忘忧"，却未能在我的身上应验。

　　小时候，我就很喜欢喝妈妈用金针菜与猪排骨煲的汤。当时并不知道金针菜就是萱草花，对金针菜的印象，仅仅来自餐桌上和干果店里。只知道，妈妈从干果店买回来的那些深黄棕色的小条形"菜干"，可以做成全家人都爱喝的汤。而新鲜的金针菜有那么美的色彩，有那么香的气味，却完全不曾想到。

　　萱草是百合科多年生草本植物，包括小萱草、黄花萱草、大花萱草、麝香萱、黄金萱等不同品种，植株高 0.3～1 米。生于山坡、荒谷、草地、沼泽、林荫等处。喜温暖潮湿的气候，肥沃的土壤，但也能耐受干旱、荫蔽的环境，沟边、路旁贫瘠的土壤，均可生长。它的根丛生呈肉质圆柱形，大多有膨大呈纺锤形的块根，可作为中药材使用。它的叶基生，呈线形，长 25～100 厘米，新旧相代，四时青翠，随风摇曳，风情万种。每年 6—8 月份开花，花茎高出叶丛，6～10 余朵花集成伞房花序，挺拔秀丽。花冠状如金钟，花色有橘黄、鲜黄、淡黄、橘红、紫红数种，朝开暮蔫，花气清香，已放者如盘，未开者似杯，正者如凤舞，倒者若卷绵，既可当庭院花卉，又是具有一定疗效的美味菜肴。其果实为蒴果，长圆形，成熟时开裂，种子有棱角，黑色光亮。对于可供观赏、食用、治病，一物多用的萱草，我国民间流传着许多美丽的故事。

　　传说三国时候，江苏一带瘟疫流行，华佗闻讯赶来救治。不料才几天，曹操就派人把华佗带走。华佗不得不离开患病的百姓，临行扬手撒出六枚金针，金针化作六道金光，落在四面田野上，长出一大片六瓣的金黄色花朵。人们就用它来煎汤治病，驱除了瘟疫，并把它称为金针菜。这一传说把萱草神化为华佗的金针，反映了人们对医德高尚、医技精湛的名医的敬仰心情。然而，含苞待放的萱草花，就其外形、色泽而言，确实如一枚令人神往的金针。

萱草花除了叫金针菜，还叫川草花、宜男花、黄花菜、鹿葱花、萱萼等。它味甘，性凉（平）无毒，既常作日常菜蔬食用，又具有利湿热，宽胸膈的作用，可治小便赤涩、黄疸、胸膈烦热、夜少安寐、痔疮便血等症。《医醇剩义》中记载有"萱草忘忧汤"，治疗忧愁太过、忽忽不乐、洒淅寒热、痰气不清。福建《中草药新医疗法资料选编》介绍金针菜煎水，加红糖适量，可治疗内痔出血。

一般的中药学书籍均记载萱草花无毒，而近年却有多处食用萱草花中毒的报道。中毒者常于食用萱草花半小时至四小时后发病，出现恶心、呕吐、腹痛、腹泻等胃肠道症状，也常出现头晕、头痛、口渴、喉干等，一般持续1～3天。这些中毒病例的出现，与近年来人们时兴进食新鲜的萱草花有关。因为新鲜的萱草花中含有秋水仙碱，被胃肠道吸收后在体内被氧化成二秋水仙碱，可使人产生中毒症状。防止中毒的办法却也十分简单：将新鲜的萱草花加水浸泡或用开水烫过之后，弃汤水，再彻底炒熟食用，便可防止中毒。因为秋水仙碱能溶于水，加热后即被破坏。喜欢用新鲜萱草花作火锅食品者，特别要注意采取上述方法，"浸泡去水，彻底煮熟"，方能食用。一般干品则不引起中毒。

秋季采挖萱草的根，去除茎苗、细根、杂质，洗净捞出，稍微闷润，切段晒干，即成"萱草根"药材。萱草根又称漏芦果、漏芦根果、地人参、黄花菜根、金针菜根等。其味甘，性凉（寒），入心、肺、脾经。有利水、凉血的功用，主治水肿、小便不利、淋浊、带下、黄疸、衄血、便血、崩漏、乳痈等症。《本草求真》有一段精彩的论述："萱草味甘而气微凉，能去湿利水，除热通淋，止渴消烦，开胸宽膈，令人心平气和，无有忧郁。但气味清淡，服之功未即臻，不似气猛烈药，一入口即见其有效也。"

据《中草药手册》记载，"干萱草根用量一般不宜超过一两，过量可能损害视力。"实验证实，萱草根有强烈的毒性，主要表现为脑、脊髓、视神经和肝、肾、肺的损害。家兔、狗在萱草根中毒时表现为瞳孔散大、对光反射消失、失明、后肢瘫痪、尿潴留等，并可导致死亡。萱草根的毒性因产地不同而有很大的差异，加热到60℃以上可使毒性减弱，甚至消失；与黄连、黄柏配伍，可使部分毒性解除。

在我国古代花卉诗中，萱草占有相当突出的地位。《诗经·卫风》中有："焉得谖草，言树之背"的句子。谖草，就是萱草；背，就是母亲的居室，亦称"北堂"。唐代历仕高宗、武后、中宗三朝的李峤《萱》诗云："徒步寻芳草，忘忧自结丛。黄英开养性，绿叶正依笼。色湛仙人露，香传少女风。含贞北堂下，曹植动文雄。"除了歌咏萱草的绿叶黄花、香媚莹润之外，也突出萱草的"含贞北堂下"，把萱草与母亲紧密联系起来。朱熹的《萱草》诗曰："春条拥深翠，夏月明夕阴。北堂罕悴物，独尔淡冲襟。"也借咏萱草，寄寓对母亲的良好祝愿。难怪后人以"萱堂"称母亲！我的母亲已经 95 岁，身体仍很健朗，她自幼也很喜欢食用萱草花。也许，古籍所载的"忘忧"就在她身上应验了吧。

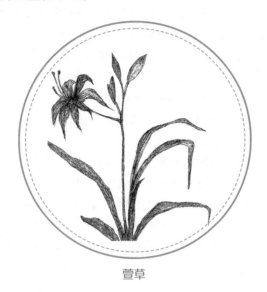

萱草

• 叶儿为什么这样红 •

北京西山东麓那名闻中外的"香山红叶"，杜牧《山行》那脍炙人口的"霜叶红于二月花"，就像两个难以磨灭的印记，烙在我的脑际，使两者浑然一体。数天前，我听到一位年轻的妈妈在教她三岁的儿子吟诵"远上寒山石径斜，白云生处有人家。停车坐爱枫林晚，霜叶红于二月花"。少妇甜美的中音，男孩稚气的童声，如同一曲和谐的重唱，我仿佛又见香山枫叶流丹，万木披霞的壮观景象。尽管身临其境的激情已过去了数十年，那红于二月花的霜叶，仍如一股暖流，涤尽深秋带来的寒意。

不在春天和群花争艳的红叶，在秋天竟呈现比春天的鲜花还要红艳的芳姿。经霜的叶儿为什么这样红？

到秋天叶子能变红的树木有枫、槭、柏、栌等数种。大凡树叶呈绿色，是含有大量的叶绿素的缘故。此外，叶中还含有能使叶子呈黄色的叶黄素，或能使叶子呈红色的花青素。这些成分随着季节的变化而变化：春夏，气温较高，叶绿素的生成多，叶子中叶绿素含量高，叶子便显出绿油油的样子；秋天，气温逐渐下降，叶绿素的生成减少，叶子中的其他色素就显示出来。含有叶黄素的叶子变黄了，而含有花青素的叶子就变红了。枫、槭、柏、栌等树的叶子因为含花青素，所以，到了秋天，叶绿素逐渐减少时，花青素的红色自然就逐渐显露出来。故天气愈冷，叶绿素的生成愈少，叶片的红色就愈明显。正如陈毅元帅富于哲理的名句所言"西山红叶好，霜重色愈浓"！

我曾听到一个有关红叶的传说：唐代僖宗时有位姓于的学士，偶然从皇家花园流出的水沟中拾到一片红叶，叶上题有："流水何太急，深宫尽日闲。殷勤谢红叶，好去到人间。"于学士对诗中倾诉的

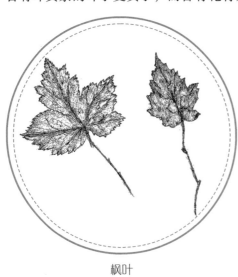

枫叶

宫怨深感同情，也借红叶题诗一首，投入沟中，恰好这片红叶又被原来题诗的宫女韩翠平拾到。后来，皇帝放宫女三千出宫，其中一名嫁给于学士的宫女正是韩翠平。这对由红叶题诗到喜结良缘的新婚夫妇，在花烛洞房之夜，又用红叶题诗一首："一联佳句随水流，十载幽思满素怀。今日却成鸾凤友，方知红叶是良媒。"这个美好的故事，无疑为霜叶添上一笔更浓的红色。

记得年轻时曾收到远方友人的来信，内中仅有红叶一片。刹那间，那叶儿的颜色，竟然染遍我的双颊。红叶作为一种特殊情感的信使，它的红已不仅仅是一种色彩，而是一股激动生命力的源泉。我想，这也许是叶儿为什么这样红的另一个答案吧。

有人把属于槭树科的"枫"与属于金缕梅科的"枫香"等同起来，甚至在一些辞典中也有"枫……也叫枫香树"的记载。如果以为枫树的叶、皮、根就是可当药用的"枫香树叶""枫香树皮""枫香树根"，那就大错特错了。有一些典籍把"枫香"叫作"枫木"（《说文》）、"枫树"（《尔雅》）；把"枫香树皮"叫作"枫皮"（《本草拾遗》）；把枫香的果实——"路路通"叫作"枫实"（《南方草木状》）、"枫球子"（《中药志》）、"枫树球"（《药材学》），一定程度上导致了人们的误会。

中药"枫香树叶"味辛、苦，性平（有小毒），可治急性胃肠炎、痢疾、产后风、小儿脐风、痈肿发背等症；"枫香树皮"味辛，性平（涩）有小毒，可治泄泻、痢疾、大风癞疮等症；"枫香树根"味辛、苦，性平无毒，可治痈疽、疔疮、风湿关节痛等症；枫香的果实"路路通"能祛风通络、利水除湿，可用作治疗肢体痹痛、手足拘挛、胃痛、水肿、胀满、经闭、乳少、痈疽、痔漏、疥癣、湿疹的药物。这些都是"万片作霞延丽日"的槭、柏、栌等树所弗如的。

槭是槭树科落叶小乔木，叶片掌状分裂，秋季变红色或黄色。槭原产于我国，品种众多，常见的有元宝枫、红枫、红叶羽毛枫、青枫等；乌柏是大戟科乌柏属落叶乔木，产于我国山东以南各地，柏叶比枫叶红得早，有"微霜未落已先红"之说；黄栌是漆树科落叶灌木，叶片霜后呈紫红色，形状如一把小团扇，据说，"红叶题诗"典故中的红叶就是栌叶。

那令"万山红遍，层林尽染"的槭，那"黄红紫绿岩峦上，远近高低松竹间；山色未应秋后老，灵枫方为驻童颜"的枫，那"只缘春色能娇物，不道秋霜更迷人"的柏，那"遥看一树凌霜叶，好似衰颜醉里红"的栌，是否也有药理作用？我想，至少它们是足以令人精神振奋、心旷神怡、宠辱皆忘的心理良药！

● 一似美人春睡起　绛唇翠袖舞东风 ●

美人蕉原叫"红蕉"。红蕉是原产于美洲、非洲和亚洲的热带植物，1000 多年以前就传入了我国。唐代已有众多吟咏红蕉的诗篇，如贞元进士柳宗元的《红蕉》："晚英值穷节，绿润含朱光。以兹正阳色，窈窕凌清霜。"元和进士李绅的《红蕉花》："红蕉花样炎方识，瘴水溪边色最深。叶满丛深殷似火，不惟烧眼更烧身。"唐代诗人徐凝的《红蕉》："红蕉曾到岭南看，校小芭蕉几一般。差是斜刀剪红绢，卷来开去叶中安。"据说后来有个诗人写下"芭蕉叶叶扬瑶空，丹萼高攀映日红。一似美人春睡起，绛唇翠袖舞东风"的诗句，使红蕉获得"美人蕉"的雅名。明代、清代的诗篇便可见到"美人蕉"的称谓，如明代嘉靖进士皇甫子循，就有《题美人蕉》诗："带雨红妆湿，迎风翠袖翻。欲知心不卷，迟暮独无言。"

美人蕉属于多年生草本，喜高温和阳光，不耐寒冷，怕霜害和强风，在肥沃而富含有机质的土壤中生长迅速，其适应性强，易于栽培，是绿化美化庭院的重要观叶观花植物。它的株高可超 1 米，全株绿色无毛，披蜡质白粉。叶大，形广椭圆，互生，长可达 30～40 厘米，羽状平行叶脉如芭蕉叶。在华南地区，美人蕉几乎全年都可开花，每一单枝聚伞花序可有 10 余朵花，花朵直径 10～20 厘米。花色有乳白、鲜黄、肉粉、橘红、大红，有的还带斑点或条纹，且有一些矮型和叶色紫褐色的品种。与古代只有红花一色的"红蕉"，已不可同日而语。美人蕉株丛繁茂，茎叶宽大，花色鲜艳，体态美，花期长，无论作为花坛、花带或盆栽布置，还是作为花境或艺术小品的背景都很合适。美人蕉对二氧化硫、氯气有一定的对抗性，适于城市工矿区栽种，对美化和改善环境都有好处。

美人蕉还有红艳蕉、兰蕉、水蕉、莲蕉、虎头蕉、凤尾蕉、凤尾花、红昙、昙华、苞米花、宽心姜、破血红、白芭蕉等别称。美人蕉的繁殖大多数用分株繁殖法，能结实的品种也可用种子繁殖。

美人蕉除了有娇丽的外表外，还是一味治病救人的良药。美人蕉花可作止血药，治金疮及其他外伤出血。美人蕉根是指美人蕉的根茎，又叫观音姜、小芭蕉头，其味苦（涩、辛；一说甘淡）、性寒（一说凉）。《生草药性备要》认为它能"退热毒，敷大疮，又利小水"；《南宁市药物志》认为它具"收敛、祛痰"的作用，可治久痢，咯血；《四川中药志》认为美人蕉根能"补肾虚"，可治疗"血崩，白带，月经不调，痈毒初起红肿疼痛"等症。

清代诗人庄大中有一首《美人蕉》诗："照眼花明小院幽，最宜红上美人头。无情有态缘何事，也倚新妆弄晚秋。"在诗人的眼中，美人蕉的红艳、光彩，只不过是它在晚秋风光之中，搔首弄姿的矫饰而已。其实，综观自然界的一切花草树木，又有哪一种不是"无情"而"有态"？花木之"情"，只不过是观赏者自己的审美情感。是扬是抑，是欢乐是悲伤，因人而异。然而，美人蕉的药用价值，却是实实在在的。

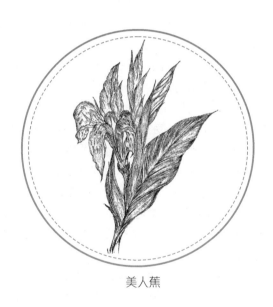

美人蕉

· 有木名凌霄 ·

我念初中一年级时，语文课有三本书：《汉语》《拼音》和《文学》。在那厚厚的《文学》课本中，《有木名凌霄》是属于必须背诵的一篇。当时老师在课堂上讲解此诗的情景，至今仍历历在目；老师朗读时抑扬顿挫的声调，仿佛也还在耳边回响："有木名凌霄，擢秀非孤标。偶依一株树，遂抽百尺条。托根附树身，开花寄树梢；自谓其得势，无因有动摇。一朝树摧倒，独立暂飘摇。疾风从东起，吹折不终朝。朝为拂云花，暮为萎地樵。寄言立身者，勿学柔弱苗。"

据说唐代大诗人白居易，在读了《汉书·列传》之后颇有感慨，写下了八首"有木"诗，这首《有木名凌霄》就是其中之一。如他所言，这些诗是"不独讽前人，也为儆后代"的。

也许从小受白居易《有木名凌霄》的影响，我一直对凌霄并无多少好感。历代诗人大多数也对凌霄的"攀附权势""朝荣夕枯"冷嘲热讽。而宋代的贾昌朝却一反其意，认为凌霄"披云似有凌云志，向日宁无捧日心？珍重青松好依托，直从平地起千寻"。从另一个角度，对凌霄能珍重青松的依托，完成自己"凌云""捧日"的志愿大加赞颂。其实，贬凌霄的，褒凌霄的，见仁见智，皆因角度不同所致。倘若从多个视角去评价凌霄，也许就会得到一个较为全面的结论。

我国栽种凌霄已逾两千年。凌霄既喜温暖潮湿，又具一定的耐寒性，适应能力较强，遍布我国南北各地。作为一种观赏植物，凌霄历来备受人们的赞赏，常被用作棚架、花门，甚至攀缘成各式图案。它属于紫葳科凌霄属落叶木质藤本，无物可攀时，它长1米多高，如有物依附，则能攀缘直上十数米。它借气根攀缘于枯木、墙垣、假山、石壁之上，真有高入云霄的气概。它的枝叶茂密，碧绿的叶子呈卵圆状披针形，叶缘呈粗锯齿状而叶面光滑无毛。花期从6月至10月，由南方到北方依次而开。《群芳谱》说它"开花一枝千余朵，大如牵牛"。那绛红、橘红、赭红的花朵鲜艳夺目，形如漏斗、悬钟，"倒挂金钟"因而成为凌霄的别称。

在炎炎夏日，凌霄遮蔽骄阳，为人驱暑，不失为庭院理想的垂直绿化花卉。每在园林、山野，人们见到凌霄柔条纤蔓、花枝悬挂、随风飘舞的景象，诗情画意便油然而生。一些花木爱好者，还以凌霄为材料，制作出不同意境、令人叫绝的盆景来。

凌霄在医药界也占有一席之地。处方中的"紫葳"，便是凌霄。此外，女葳、武葳、凌苕、菱华、瞿陵、鬼目、陵居腹、上树蜈蚣、碎骨风等也是凌霄的别名，有人说凌霄花有毒，闻之太久则伤脑，孕妇闻之能堕胎，故凌霄又添了一个"堕胎花"的别称。有人报道凌霄花的花粉入目，可致眼睛红肿。然而，说凌霄花无毒的也大有人在。但无论如何，孕妇忌用凌霄（包括花和根），是大家一致认同的。

凌霄花性寒味酸，有凉血去瘀之功用，可治血滞经闭、症瘕、血热风痒、酒渣鼻等症。凌霄花根（即紫葳根）性寒味酸，有凉血、祛风、行瘀的作用，可治疗血热生风、身痒、风疹、腰脚不遂、痛风等症。

上述种种，从观赏与药用的角度看，已对凌霄美化人们的生活、解除患者疾苦的作用予以肯定。其实，它善于借助依托、奋起攀登的势态，也不失为"大智大勇"的表现。我想，要不是白居易《有木名凌霄》先入为主，这"柔弱苗"也许应该得到更多人的喜爱。

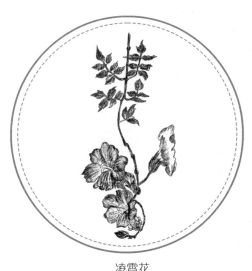

凌霄花

芝麻绿豆和西瓜

人们常常通俗地用"拾了芝麻，丢了西瓜"来形容因小失大的事件或举动。以日常食物而言，芝麻的确是最微小者。最小的绿豆较之最大的芝麻，个头也要大好多倍，然而，绿豆仍然与芝麻为伍，双双被列入"小字辈"，"芝麻绿豆"也习惯地被老百姓用来形容无关紧要的小事。再说西瓜于形体于重量均可谓食物中的"大哥大"，故与芝麻一大一小，形成鲜明的对比。试想，为了拾那么小的芝麻，丢了那么大的西瓜，又如何不令人深感惋惜呢！

其实，无论是小小的芝麻、绿豆还是大大的西瓜，对于人类都有同样重要的价值。而且，那看似无足轻重的芝麻、绿豆在丰富人们物质生活，促进人体健康方面所扮演的角色并不比大西瓜来得逊色。

"小不点"芝麻，也叫胡麻、脂麻。属胡麻科，一年生草本植物。茎直立，下部呈圆形而上部为四棱形，叶片上有毛，开白花，蒴果有棱，内含小而扁平的种子，有白、黑、黄、褐、黑等颜色，即是芝麻。不同颜色的芝麻性能大致相同，既可食用，又可药用。但作为药物，习惯上多用黑芝麻。而胡麻子，是亚麻的种子，不能误作芝麻使用。

芝麻是重要的油料作物，含有丰富的植物脂肪，其中主要成分为油酸甘油酯、亚油酸甘油酯、蔗糖、多缩戊糖、卵磷脂、蛋白质、芝麻素和芝麻酚等。芝麻榨出的油，有特殊的香味，称"芝麻油""香油""麻油"，可当普通食油，也可当作调味佐料；将芝麻炒熟、磨碎，制成"芝麻酱"，也叫"麻酱"，是极好的调味佳品；如将芝麻炒熟、磨碎后加水、砂糖、淀粉，不断搅拌煮熟，则成香甜可口的"芝麻糊"；以芝麻、糖等为原料，可制成各式各样的"芝麻糖""麻糖酥""麻花卷"等糖果饼食。

祖国医学很早就认识到芝麻的药用价值，把芝麻列为滋养强壮品，用于润肠、和血、补肝肾、乌须发。此外，芝麻茎（又名麻秸）、芝麻叶（又名青蘘）、根，甚至蒴果裂开后剩下的荚壳，也和芝麻一样可入药，对风寒湿痹、风痒、便秘、早年白发等症有治疗作用。例如，治血虚风痹、慢性便秘，可用黑芝麻洗净，重复蒸 3 次后晒干，炒熟研细，炼蜜（或枣泥）为丸，用温黄酒送服。治早年白发、发枯发落，可用等量的黑芝麻与制首乌研末，制成小丸服用。对慢性风湿性关节炎、关节疼痛的患者，可用芝麻叶煎水当茶饮用，有预防复发的功效。新鲜芝麻叶开水冲泡代茶饮用，可消除夏天受暑头昏、口渴、小便短赤等症状。患荨麻疹搔痒者，可用芝麻根煎汤洗。

同是"小字辈"的绿豆与芝麻一样，既是食物又是药物。绿豆属豆科一年生草本植物，叶子由 3 片小叶组成，开金黄色或绿黄色小花，绿豆即其荚果内绿色的种子，其中含大量的蛋白质和脂肪，还有淀粉、维生素 A、维生素 B_1、维生素 B_2 和烟酸。绿豆在水中养殖，长出洁白的豆芽，是鲜嫩可口的蔬菜，尤其在蔬菜短缺的季节，绿豆芽为丰富人们的菜篮子，作出了它应有的贡献。绿豆可煮粥，可酿酒，还是制作多种糕点饼食的重要原料，绿豆糕就以绿豆为主要原料；蜚声海内外的潮式月饼，就以绿豆制成的"豆沙"为上等饼馅。把绿豆去衣（即绿色外皮）加糖、加少量淀粉共煮，便成一种饶有地方风味的甜品——"绿豆余"。用猛火把绿豆煮至绿豆皮刚刚裂开，加少许红糖后即停火，便成热饮、冷饮皆宜的"绿豆汤"，是夏季消暑的天然饮料。如在煮绿豆汤时加点金银花或一小段新鲜金银花藤共煮片刻，其汤甜中微微带苦，有更佳的清热毒、解暑渴作用。

绿豆味甘，性寒，无毒，具有清热解毒、利水消肿、消暑解渴的作用。《证治准绳》中有"绿豆饮"汇载：绿豆、黄连、干葛、甘草。绿豆与附子、巴豆相拮抗，能解附子、巴豆毒。取绿豆衣（即绿豆皮，全豆也可）煮汤饮，对痈肿热毒、发热尿闭的患者有利尿解毒的功效。绿豆水磨取汁涂抹于痈、疖、丹毒患部，干即更换再涂，有一定消炎和减轻症状的作用。

"大个子"西瓜是葫芦科一年生蔓生草本植物的果实，呈球形或椭圆形，表皮光滑，呈绿色、黄绿色，灰绿色，常有较深绿色的波状条纹。瓜瓤有红、黄、白之分，每种均水分丰富，味道清甜，含大量的蔗糖、果糖、葡萄糖，及多种维生素和钾、钙、磷、铁等，其中维生素 C、维生素 A 的含量较高。西瓜的瓜子表面棕红色或黑色，壳内有白色种仁，含有脂肪、蛋白质、维生素 B_2、瓜氨酸、月桂酸、棕榈烯酸等。据说西瓜原产于非洲，在我国五代时期经地处西域的新疆、甘肃传入内地，故名"西瓜"。

西瓜以其水分丰富、味道清甜、适应时令而荣获"夏季瓜果之王"的美称。《西瓜行》"香浮笑语牙生水，凉入衣襟骨有风"的吟咏，把在炎夏吃西瓜的妙处描绘得淋漓尽致。西瓜不仅作为瓜果有它独到之处，在药物领域也占有一席之地。西瓜的瓜瓤、瓜皮（又称西瓜翠衣）、瓜子仁以及西瓜霜均可入药。西瓜瓤、西瓜皮性寒、味甘，无毒，有清热消暑、解渴、利尿之

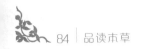

功；西瓜子仁性平，味甘，有滋补、润肠之效；西瓜霜性寒、味咸，有清暑热、利咽喉之用。

"白虎汤"是汉代医学家张仲景的清热名方，至今仍被广泛应用于临床。西瓜很早就被誉为"天然白虎汤"，可见它有很好的清热作用，可治由暑热引起的小便短赤、口渴、干呕，或热病口干烦渴、胃热口苦、口臭。如与梨汁、鲜生地黄汁、蔗汁混合成"四汁饮"，对治疗暑热伤津更有良效。西瓜瓤和全层厚皮均有显著的利尿消肿作用，临床常用于水湿内停，肾炎、肾盂肾炎等引起的小便短少，全身水肿、胸腔积液、腹水的辅助治疗。但脾胃虚寒、慢性结肠炎患者，不宜过多食用，以免引起便溏、腹泻、腹部不适等症状。

选择2 500～3 000克重的西瓜一个，在瓜蒂处切开，挖去部分瓜瓤，放入皮硝500～750克，再把切开的瓜皮盖上，用竹签钉牢，悬挂于阴凉通风处，十几天后，瓜皮表面不断析出白霜，将白霜陆续扫下，即为"西瓜霜"。用西瓜霜点吹，可治口舌生疮、起泡、溃烂、咽喉及牙龈肿痛。

无论"小不点"芝麻、绿豆，还是"大个子"西瓜，它们都有着各自的"辉煌"。

● 竹 ●

竹叶、竹茹、竹沥、竹笋皆可入药。

竹，常年葱绿，茎节明显，节间多空，质地坚硬。中国人崇尚谦虚，讲求气节，因而对"未出土时先有节，至凌云处尚虚心"的竹也就崇敬有加。

我国是竹的故乡，竹的产量及种类都冠于全球，在盛产竹的大江南北，人们的衣食住行，无不与竹有千丝万缕的关系。正如宋代大学者苏轼所言："食者竹笋，庇者竹瓦，载者竹筏，爨者竹薪，衣者竹皮，书者竹纸，履者竹鞋，真可谓不可一日无此君。"

数年前，我在格拉斯哥与几位英国家庭主妇谈及竹制品，大至竹楼、竹桥，小至竹筷、竹签，粗俗的如竹篱笆，高雅的如竹根雕；休息用的竹椅、竹席，劳动用的竹篮、竹筐，还有精巧的套装小竹盒，雕刻着立体人物的竹笔筒，画着奔马的小竹帘……她们向我展示了各种各样的竹制工艺品。可见中国的竹确已走出国门，名扬世界了。

其实，竹还有药用价值，这是那几位外国友人所不了解的。

记得孩提时，每天清晨几乎在同一时刻，一声声清脆如歌的叫卖，"水——芦——根，丝——柳，竹——心呵——"把我从梦中唤醒。这可说是我认识竹的药用价值的开端。妈妈说，水芦根、丝柳、竹心可以"食凉"（方言，清解燥火之意）。所谓"竹心"即是刚刚长出，卷成针状未曾展开的竹叶，也叫"竹叶卷心"。它与淡竹叶一样，味甘，性寒，含涩味质，具有解热、利尿的作用。竹叶善清心火，可清解烦热、小便黄赤、面赤口渴、口舌生疮、衄血等症状。竹心较之竹叶，其清心火的作用更胜一筹。竹叶卷心甚易采获，清晨到竹林收集，常常满载而归。

刮去竹绿色的外皮再刨取的第二层竹皮叫竹茹。《药性赋》中有"治虚烦除喘呕须用竹茹""疗伤寒治虚烦淡竹叶之功倍"之句，说明竹茹与竹叶虽同有清热的作用，但竹茹偏于清胃热而止呕吐，竹叶则偏于清心火而除烦热，两者可谓各有千秋。

将新鲜的竹加以火炙便有液汁流出，这些液汁称为竹沥。竹沥又名竹油，味甘，性大寒，具清热化痰的药理作用，可治风热咳嗽。临床痰火炽盛、胸闷喘息、口干声嘶，咳嗽艰难者，用竹沥配合象贝、杏仁、射干、芦

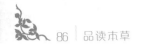

根、冬瓜子、桑白皮、枇杷叶组成清痰泻热方，常可奏效。

　　竹的地下茎称竹鞭，其芽出土名笋。笋的种类很多，有冬笋、春笋、鞭笋、龙须笋等，均可食用。江浙民间以虫蛀之竹笋供药用，称之为"虫笋"，能治消渴、利水道、清肺化痰。对于小儿麻疹、风疹或水痘初起、发热口渴、小便不利，有促进皮疹速透早愈之功。新鲜的竹箨（竹笋壳）煅烧存性，研末，以麻油调和，可作小儿头疮的外用药物。

　　随着祖国传统医学的不断发扬光大，竹也将更为芳名远播。无论是深埋地下的竹鞭，初见世面的竹笋，还是刚直有节的竹竿，位处尖端的竹心，都是值得大加赞颂的。

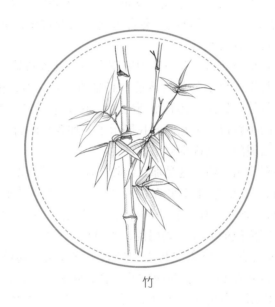

竹

● 紫荆兄弟树　同胞骨肉情 ●

《开宝本草》称紫荆"主破宿血，下五淋"。也许这是对紫荆药用价值的最早记载。紫荆原产我国，又名满条红、紫金盘，属于豆科紫荆属丛生或单生灌木。树高可达 15 米，枝条柔韧无毛而有多数皮孔。暮春四月，花先于叶开放，花色紫红，花瓣有五，4～10 朵簇生，满布于老枝、新条之上，苍劲中显出俊俏。夏季以后，花谢而叶出，那近乎圆形的叶片基部呈心形而先端渐尖，单叶互生，颇具韵味。紫荆的果实为荚果，扁带形，红紫色，长 4～8 厘米。10 月果熟，种子扁圆而近乎黑色。

紫荆的皮、木、花、果都可以供药用，而以其皮的药用价值最高。紫荆皮又名肉红，味苦、性平，有解毒消肿、破瘀活血、通经止痛的作用。内服可水煎、浸酒或入丸、散，以治月经不调，风寒湿痹，跌打损伤，咽喉肿痛、痔疮肿痛等症；外用可煎汤洗或研粉调敷，以治痈肿疥癣，蛇虫咬伤等。据实验研究，紫荆皮对化脓性球菌和肠道致病菌有较强的抑制作用。至于紫荆木、紫荆花、紫荆果，则分别有活血、通淋、清热凉血、祛风解毒、治疗咳嗽等作用。

有一个古老而神奇的故事让人对紫荆难以忘怀：汉代京兆地方，有田氏三兄弟——田真、田汉和田广。父母去世了，兄弟三人便共议如何分家财。田舍家具自不必说，就连堂前的一棵紫荆树，他们也互不相让，定要一分为三。此时，原本十分茂盛的紫荆树忽然枯死了。田真从枯死的紫荆树那犹如火烧的惨状，领悟到树本同株，要分开它，它便死了，我们三人是同胞弟兄，为什么非要分开不可呢？枯死的紫荆给田家兄弟们一个很好的启发。就在他们决定不分家的时候，堂前的那棵紫荆树也复活过来，繁茂如初。田家三兄弟从此同心协力，日子过得十分美满，田真还当上"大中大夫"。《续齐谐记》所载的这则故事，使紫荆又增加了一个"兄弟树"的美名，紫荆也被视为兄弟团结友爱的象征。

1997 年 7 月 1 日，东方明珠香港，在与祖国分离了 100 多年之后，回到了祖国的怀抱。中华人民共和国香港特别行政区的区旗、区徽采用了紫荆花图案。不过，此紫荆花并非豆科紫荆属植物紫荆的花，而是另一种植物——红花羊蹄甲的花。当五星花蕊的紫荆花红旗随同五星红旗冉冉升起，此紫荆

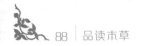

花的形象也被全世界人民所记忆。

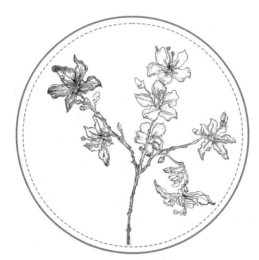

紫荆花（豆科紫荆属）